解读生命的

人体奥秘

张哲◎编

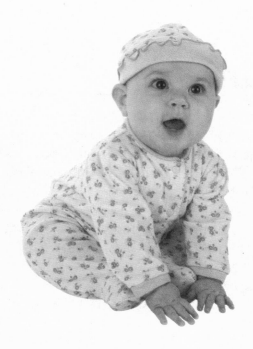

APTIME 时代出版
时代出版传媒股份有限公司
安徽科学技术出版社

图书在版编目（CIP）数据

解读生命的人体奥秘/张哲编. —合肥：安徽科学技术
出版社，2012.11
（最令学生着迷的百科全景）
ISBN 978-7-5337-5515-7

Ⅰ.①解… Ⅱ.①张… Ⅲ.①人体–青年读物②人体
–少年读物 Ⅳ.①R32-49

中国版本图书馆 CIP 数据核字（2012）第 050326 号

解读生命的人体奥秘　　　　　　　　　　　　　　　　　张哲　编

出 版 人：黄和平　　　　责任编辑：张 硕　　　　封面设计：李 婷
出版发行：时代出版传媒股份有限公司　http://www.press-mart.com
　　　　　安徽科学技术出版社　　　　http://www.ahstp.net
　　　　　（合肥市政务文化新区翡翠路 1118 号出版传媒广场,邮编:230071）
印 　 制：合肥杏花印务股份有限公司

开本：720×1000　1/16　　　印张：10　　　字数：200 千
版次：2012 年 11 月第 1 版　　印次：2023 年 1 月第 2 次印刷

ISBN 978-7-5337-5515-7　　　　　　　　　　　　　定价：45.00 元

前言

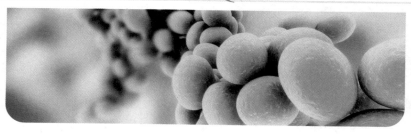

20世纪 50 年代,遗传物质 DNA 双螺旋结构的发现,开创了研究生命活动的新纪元。今天,生物学家已经开始尝试重组 DNA——完全按照人的意愿创造新的生物,比如我们熟知的克隆羊。随着科学技术的飞速发展,未来的人类将会了解到生命的全部奥秘,到那时,任意延长人的寿命也许将成为可能……

人类的身体是自然界最伟大的创造之一,从古至今,科学家们从未停止过对人体的探索和研究。当你走进生命科学的领域,你一定会为自己身体里的精细构造而惊叹——它就像一台复杂而神奇的机器,各大系统在天衣无缝地配合下,日夜不停地工作着,维持着我们的生命、感情、思维与健康。

你知道吗,人体中隐藏着很多秘密,诸如婴儿是怎么诞生的? 你为什么会长高? 你是如何呼吸和消化食物的? 什么控制着你的行为、感觉和思维? 血液为什么是红色的? 为什么孩子和父母长得很像? 人的寿命可以任意延长吗? 今天的人类还会再进化吗?……也许,你曾经思考过,但是还不明白其中的奥秘,打开这本书,跟我一起去揭开它们的谜底吧!

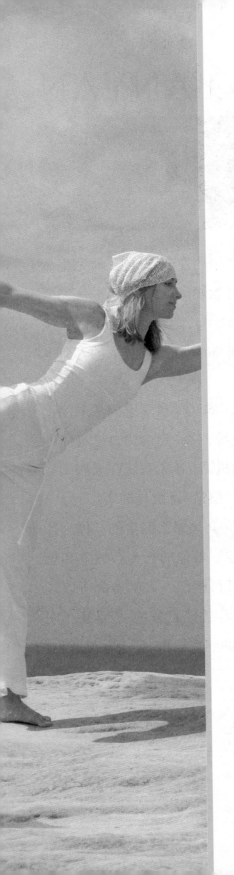

CONTENTS

目录

生命的历程

人体的组成

感知世界

CONTENTS

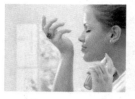
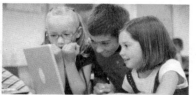

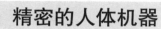
精密的人体机器

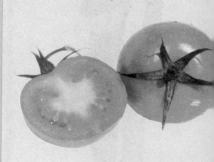
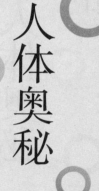
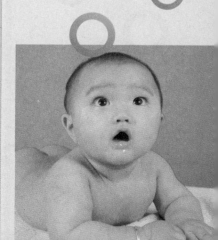

解读生命的

人体奥秘

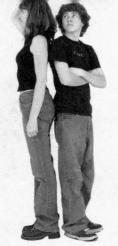

解读生命的

人体奥秘

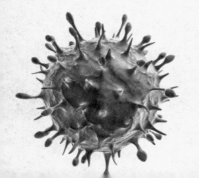

CONTENTS

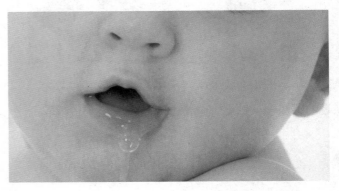

CONTENTS

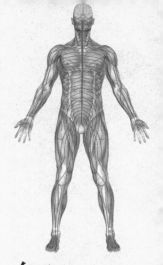

▶▶ 解读生命的密码

解读生命的 人体奥秘

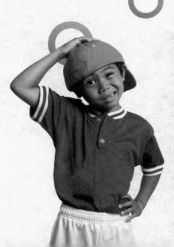

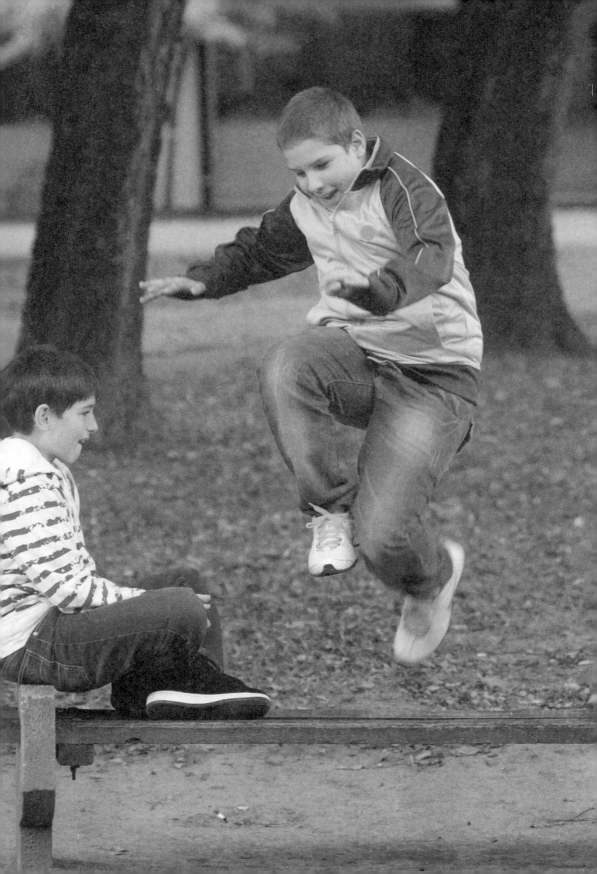

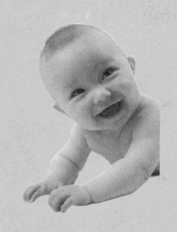

生命的历历程

自古以来，哲学家就指出：万物自出生起，便一步步走向死亡。人的生命也是如此，从在母体成长到婴儿期、儿童期、青春期，逐步步入成年、中年和老年，这期间不只经历了生理的成长，也在社交和心智方面发生了很大的转变。

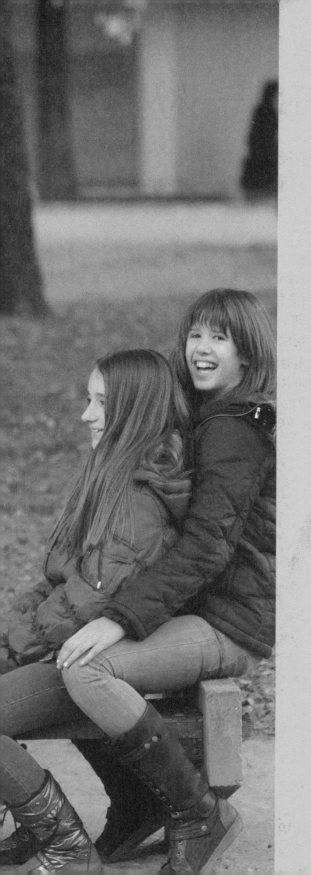

新生命的开始——你从哪里来

任何一个完整的生命体都是由单细胞构成的，这个单细胞由受精产生。当一个来自父亲体内的精子和母亲体内的卵子结合的时候就受精了，结果形成了一个受精卵，这时一个新的生命就开始孕育了。

亚里士多德的研究

2 000 多年前，希腊学者亚里士多德错误地认为，婴儿是由母亲的经血与父亲的精液混合，并将它们留存在母体子宫内孕育而成的。他认为母亲只是个育婴器，负责喂哺，而父亲则赋予孩子生命力与精神。

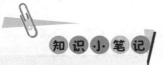

知识小笔记

卵子在受精后的 2 周内称受精卵；受精后的第 3 ~ 8 周称为胚胎。

共同完成

人类生命的延续依靠自身的生殖系统，这一过程由父亲和母亲共同完成。生殖器是构成人体生殖系统的主要器官，男性睾丸产生的精子与女性卵巢排出的卵子互相结合后，就会孕育出一个新的生命。

▽ 妈妈和宝宝

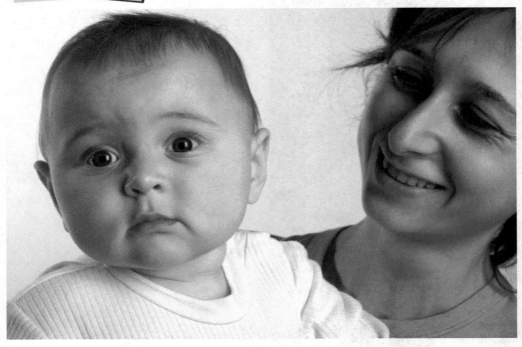

受精过程

人体的胚胎发育开始于受精卵。当男性的精子与女性的卵子相遇时，一般会发生受精。在受精过程中，许多精子都想努力地进入卵子，但最终只有一个精子进入卵子，与卵子结合，形成受精卵。

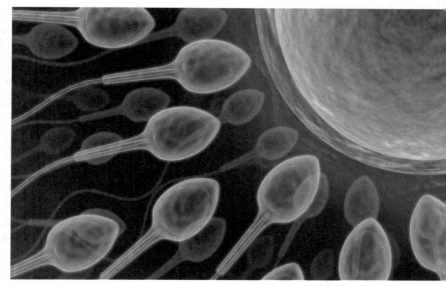

↑ 卵细胞受精过程图

在母体中发育

如果卵子受精，它的外膜就会膨胀成一层胶状屏障来阻止其他精子进入，这时受精卵会来到子宫，并不断分裂成为胚胎。胚胎将在母体内度过 9 个月，直至发育成熟并降生。

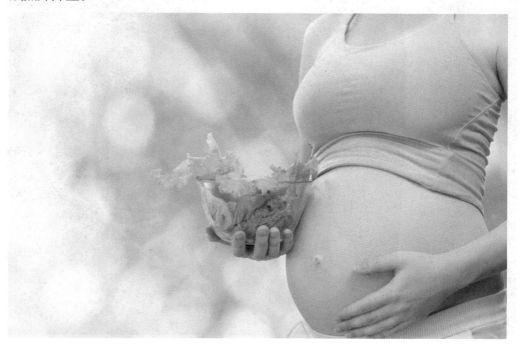

↑ 宝宝在妈妈肚子里健康的成长

孕育生命——胎儿的发育 ■...

胎 儿在出生前,将会在母亲温暖又黑暗的子宫内度过生命的第一个阶段。在漫长的 9 个月里,胎儿会通过脐带从母体的胎盘内吸收养分,直到各部分的器官发育成熟,并自发脱离母体。

从胚胎到胎儿

正在成长的胎儿称为胚胎。刚形成的胚胎只有一粒豌豆那么大,脑子刚刚出现,四肢只有一点小突起。从胚胎到胎儿大约要 5 周的时间,这时期胎儿的心脏就开始跳动,眼睛、手臂和腿逐渐形成。

心脏跳动

在胚胎发育大约 5 周以后,胚胎的心脏就开始跳动,这个时候它的心跳速度是我们常人的两倍多,不过随着心脏的成长,心跳的速度也会慢慢地降下来。

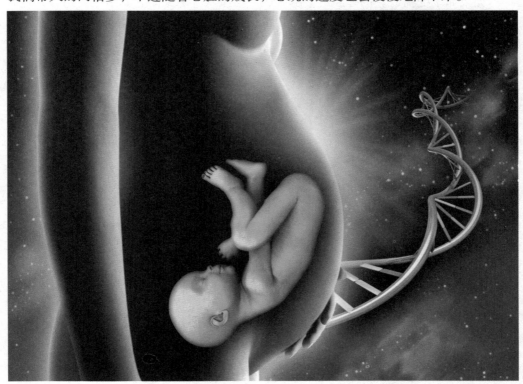

胎儿在母体中的胎位

胎盘和脐带

胎盘就是胚胎生命的供给系统，胎儿通过脐带从母亲的血液里摄取营养和氧气，又把自己体内产生的二氧化碳和废物由脐带运送到胎盘，最后由母体排出体外。

羊水

羊水是用来保护胎儿不受外界冲击的缓冲物质。羊水中含有50%的蛋白质及其衍生物，还含有少量间接胆红素。胎儿通过吞咽，将羊水中的营养物质吸收到血液中，最终以尿液形式排出。

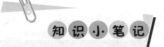

胎儿降生前一段时间在妈妈体内是倒着的

知识小笔记

妊娠期是指从卵细胞受精到胎儿出生之间的一段时间，约为280天。

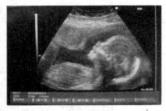
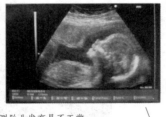

B超检测胎儿发育是否正常

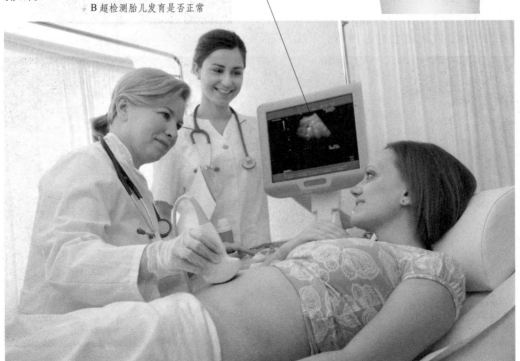

独立的个体——新生儿

胎 儿临近出生时，母亲的子宫不断地剧烈收缩，使子宫颈扩大，将胎儿慢慢往外挤；先是胎儿的头部从产道出来，接着是身体其余部分。随着一声嘹亮的啼哭，婴儿的肺部便第一次吸入了空气，开始自主呼吸。

准备降生

母亲怀孕第 36~40 周，胎儿就要脱离母体降生了。通常在怀孕第 7 个月以后，胎儿的身体会在子宫内倒转，脑袋朝下并慢慢下降到母亲的产道里。

第一声啼哭

一个新生命的诞生，常会伴着婴儿的哭声，这是因为婴儿的声带是挡在气管前面的，当他（她）离开母体来到世上第一次呼吸的时候，气流就会冲击声带，发出声音。

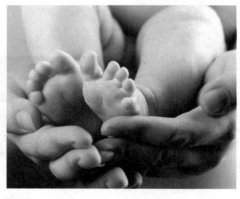

每一个刚诞生的新生命都会受到人们的精心呵护

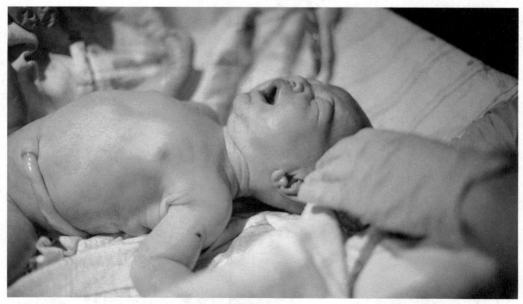

新生婴儿

新生儿的大脑

新生儿的头占身体总长度的1/4。科学研究显示，3岁之前是人的大脑发育的重要时期。一岁时婴儿脑重就已经接近成人脑重的60%；两岁时约为出生时的3倍，约占成人脑重的75%。

身长和体重

婴儿的身长在出生时约为50厘米，一般每月增长3~3.5厘米，到4个月时已增长了10~12厘米，1岁时身长可达出生时的1.5倍左右。1岁时，婴儿的体重可以达到出生时的3倍，约为10千克。

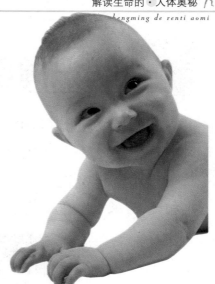

→新生儿生长发育特别迅速，这是人一生中生长发育最旺盛的阶段。

知识小笔记

据统计，每90胎就会出现1对双胞胎。

快速成长

刚出生的婴儿，睡眠的时间每天可达18小时以上，只有当他（她）肚子饿或者不舒服时才会啼哭。两个月后，他（她）会抬头，会笑，眼珠能随物体转动。长到8个月后，他（她）已经学会了翻身，能在床上爬来爬去。

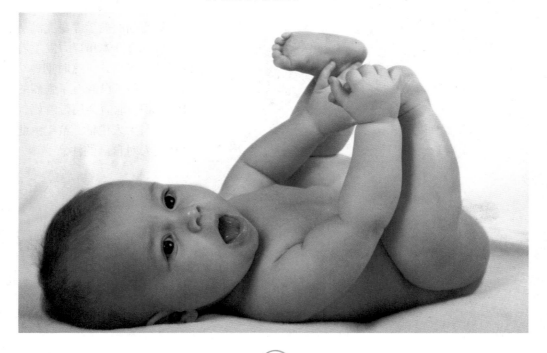

认识周围世界——幼儿期

幼儿期与婴儿期相比，生长发育速度会有所放慢。这期间孩子刚刚断奶，食物从流质、半流质逐步转变为普通食物。这一时期，孩子的语言及动作能力发展较快，好动但能力还很弱。与1岁以内婴儿相比，身长和体重的增长速度有所减慢。

身体变化

孩子在1~2岁内全年身长增长约10厘米，2岁以后更慢，平均每年增长5厘米左右。这一时期，小孩体重增长较多，体形仍为躯干部较长，下肢相对短，从外表看，不像婴儿期那么胖。另外，孩子已经会走和跑，并能掌握一些基本的运动技巧。

学着与人交流

幼儿期的孩子浑身充满活力，他们的身体和智力发生着日新月异的变化。这时期，幼儿期的小孩子已经有了强烈的自我意识，他们会用带着奶气的语言与大人说话，希望由此引来大人对自己的注意。

幼儿的好奇心很强

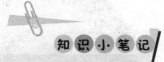

知识小笔记

从1岁直到学龄期，幼儿体重每年平均增加2千克左右。

认识周围世界

这一时期，幼儿从会走、会跳、会跑开始，接触外界环境相对增多，幼儿语言、记忆及想象力、精细动作等发展增快，对周围事物产生好奇心，好模仿，趋向智能发展过渡。

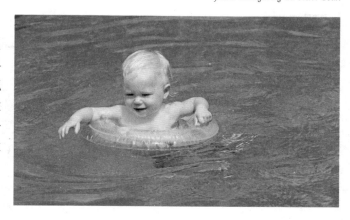

▶幼儿学游泳

乐于独立

幼儿期的孩子最容易接受大人的教育，这一时期的孩子一旦你告诉他什么事情该怎样做，他便会顺从地接受并记住。除了这点，他们还会以自己叠被子、乐于助人、喜欢劳动引以为傲。

▼聪明的宝宝

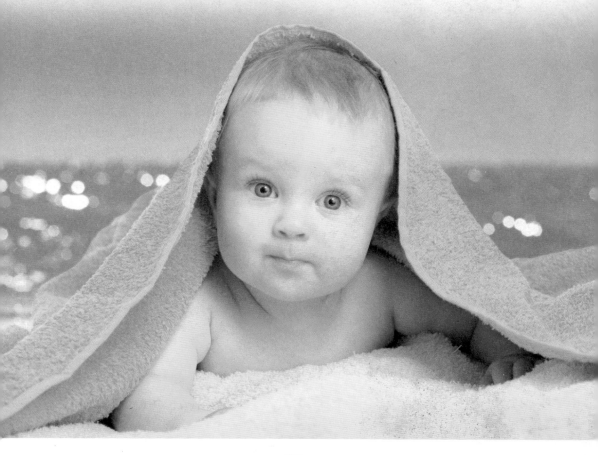

自我意识觉醒——儿童期

由于手的动作的发展,扩大了小儿的活动范围。他(她)们对周围事物产生强烈的兴趣,好奇、好动又好问,喜欢模仿成人的举动,且有强烈的自我意识,喜欢独自活动或找人作伴。

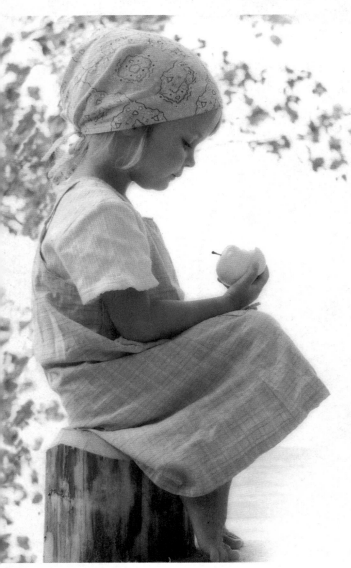

身体变化

3至6岁的学龄前儿童生长发育较快,语言动作能力增强。7至12岁的学龄期儿童处于迅速生长发育的阶段。这一时期,除生殖系统外,其他各系统器官的发育已接近成人。

锻炼身体挺重要

儿童期是我们身体发育的重要时期,为了给我们的以后打造一副强健的体魄,最好在儿童时期就开始养成积极参加体育运动的良好习惯。

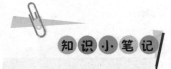

知识小笔记

3~4 岁的孩子能集中注意 10~15 分钟,7~10 岁 25~30 分钟,10~12 岁约 35 分钟。

◄ 儿童期时孩子性格形成的重要阶段

智力发育

这一时期，儿童体力活动增多，新陈代谢旺盛。脑的形态结构发育基本完成，智能发展较快，能较好地进行综合分析，有一定的自主控制能力，能有目的、有针对性地去观察事物。

好学的儿童

不少伟大的人物都是在儿童期就显露出其天赋的，不过类似《伤仲永》那样的例子也不少见。那些既有天赋又能虚心学习、勤奋用功的人往往更能成就大事。

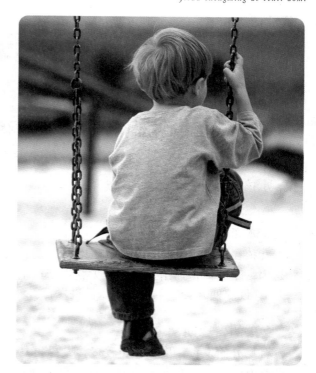

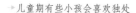
儿童期有些小孩会喜欢独处

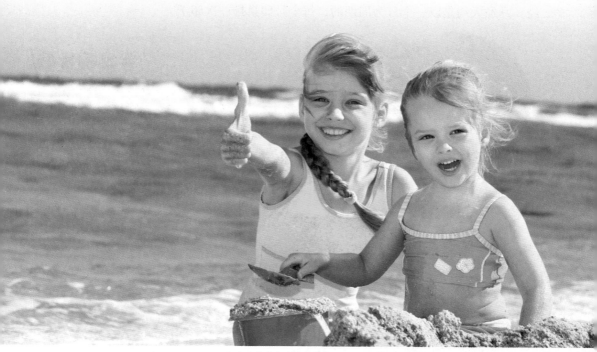
和小伙伴分享游戏的快乐

青涩年华——青春期

青春期是人一生之中最美好的时期，它充满生命的朝气与活力。这一期间，不论男孩或是女孩，其体格、性征、内分泌及心理等方面都发生巨大而奇妙的变化。一般来说，女孩 11 岁进入青春发育期，而男孩在 13 岁进入青春发育期。

身体变化

女孩在 11~15 岁，男孩在 13~15 岁，身体开始发生很大的变化。这种变化的信号是由一个腺体传递给大脑的，大脑再把这个信号发向性腺（女性是卵巢，男性是睾丸），性腺便开始产生性激素以促进发育。

女孩的青春期

乳房开始发育，皮下脂肪较多，嗓音变尖，骨盆变宽，小腹部下开始长出阴毛，这些是女性进入青春期的外表特征。同时，卵巢也开始发育，11~15 岁出现第一次月经。月经大约是以一个月为周期的，每个月卵巢排一次卵子。

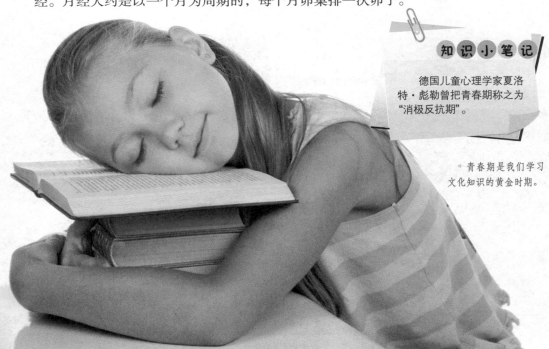

知 识 小 笔 记

德国儿童心理学家夏洛特·彪勒曾把青春期称之为"消极反抗期"。

青春期是我们学习文化知识的黄金时期。

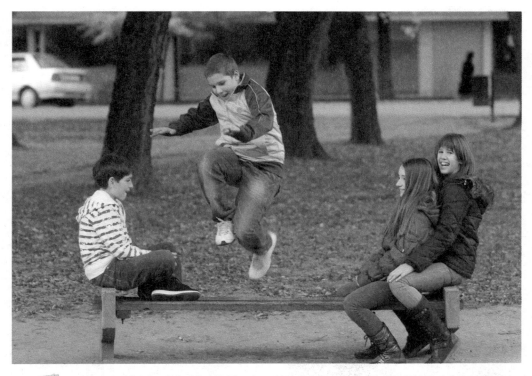

▲ 青春期是决定人一生体质的关键时期，所以要多参加体育运动，各种营养物质的摄取和充足合理的休息。

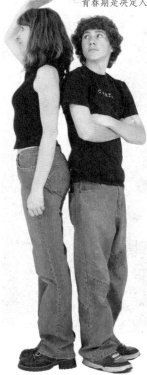

初潮

初潮是女孩青春期开始的一个重要标志,指第一次来月经。从青春期开始，女性卵巢开始周期性地排卵和产生性激素，如果卵子没有受精，子宫内膜组织就会坏死脱落，血管破裂出血，并由阴道排出。

男孩的青春期

除身高、体重猛增外，喉结开始突出，嗓音变粗，长出胡子，肩宽、骨盆窄，身体变得更为结实，皮肤变得粗糙起来，脸部可能会出现痤疮。男性的生殖腺（或称睾丸）变大并产生出精子，长出腋毛和阴毛，并出现遗精。

遗精

遗精的出现是男孩步入青春期的标志。通常在 12~18 岁之间出现遗精现象，大多发生在夏季，并且多是在睡梦中不知不觉发生，因此又被称为梦遗。

◀ 在生长发育期，男女的生长速度也不一样。

三十而立——成年期

成年意味着生长发育的过程已经完成。成年人在生理、智力、情感方面都已成熟。在这个阶段，人的身体最强健，抵抗力最强，开始走上社会，建立家庭，生育子女，担负责任。

身体变化

进入成年期，我们的身体在各个方面都已发育成熟。一般来说，女孩大约在 19 岁、男孩在 20 岁就已经达到性成熟，这也意味着这个时期的青年男女步入了成年期。通常来说，进入成年期后，人的身体会处在生命过程中最高大、抵抗力最强的阶段。身体发育的完善，也使得我们能更好地工作学习。

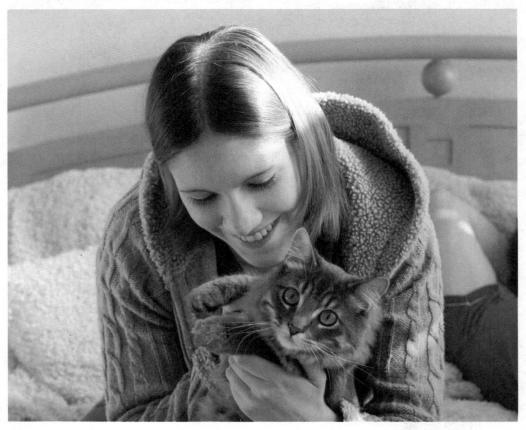

处于成年期的人具备了独立性，他们会选定了一种职业，独立生活，并建立家庭，生育子女，并且开始承担家庭重担。

身体状况下降

刚进入成年期时，人的身体状况最好，生理器官都已经完全发育成熟，大部分人都不会再长高。不过，随着家庭、工作负担的加重以及生理的原因，人的身体状况会逐渐下降。

知识小笔记

联合国于 1985 年国际青年年首次将青年界定为 15~24 岁之间的人。

成年人会有工作和学习压力

成年的责任与成年礼

我们国家法律规定：年满 18 周岁的公民是具有行为能力人，这意味着年满 18 周岁就需要承担一定的法律责任了。另外，在很多国家还保留着成年礼这一习俗。

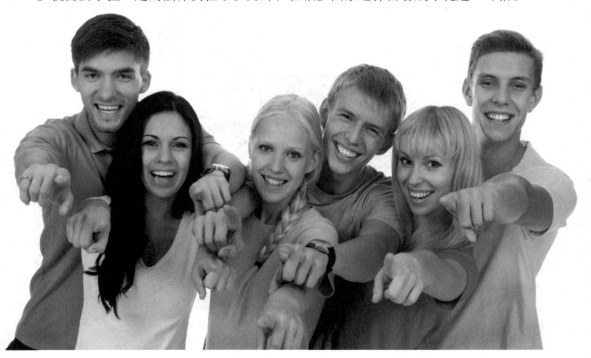

步入成年期的年轻人

不惑之年——中年期

在人的一生中，生活结构体系变化最复杂的是中年时期。这一时期，他们对家庭、对社会均负有重要责任。和成年期相比，这一时期除了更年期有些特殊反应外，生理与心理更加成熟、稳定。

身体变化

进入中年后，身体机能开始走下坡路，冲劲、精力、体能都不如以前，容易感到疲劳。中枢神经系统开始缓慢衰退，反应慢，记忆力减退。开始发胖，头顶头发脱落，过去很少出现的健康方面的小毛病频频光顾。

中年时期，人体骨骼和肌肉的功能逐渐减弱，心脏对血液的输出量减少，消化功能和代谢率明显下降，排泄功能和生殖功能也随年龄的增加而降低。

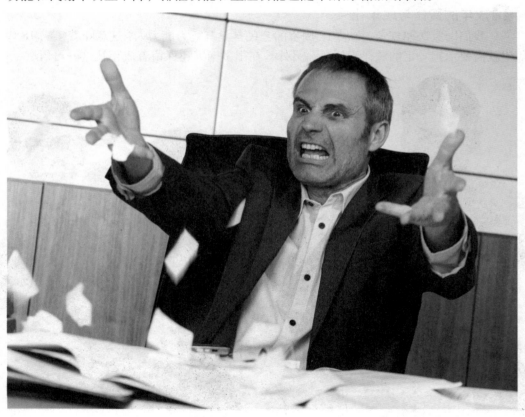

人到了中年，家庭和事业上的压力很大，这种最好能及时发泄出来。

身体走向下坡路

中年时期，人体骨骼和肌肉的功能逐渐减弱，心脏对血液的输出量减少，消化功能和代谢率明显下降，排泄功能和生殖功能也会随年龄的增加而降低。

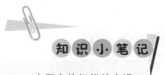

知识小笔记

由于身体机能的衰退，以前很少出现的健康方面的小毛病也会频频光顾进入中年期的人们。

▷ 虽然身体开始走下坡路，但中年人不会服输。

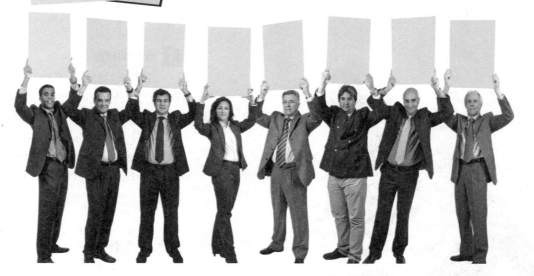

更年期

更年期是妇女从生育期逐渐进入老年期的过渡阶段，也是人体衰老进程中的一个重要而且生理变化特别明显的阶段。女性更年期大多在 45 至 55 岁之间，在此期间，女性会由于体内雌激素分泌减少导致卵巢功能下降，绝经，有些女性还会因此情绪波动过大，成为"更年期综合症。

▷女性更年期平均时间大约为 1 年，最短 6 个月，长则达 4 至 5 年。这一阶段，会出现情绪不稳定、易激动等现象。

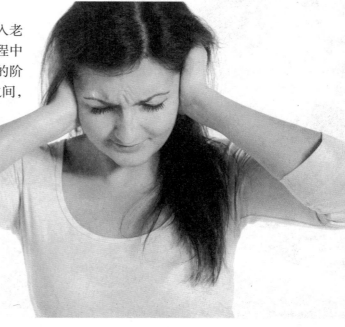

最美夕阳红——老年期

老年期是人生过程的最后阶段,出现听力减弱、视力下降、记忆力下降等衰老现象。衰老与一般健康水平有关,多数人的衰老变化在40岁左右逐渐发展,60岁以后,身体衰老开始显著。

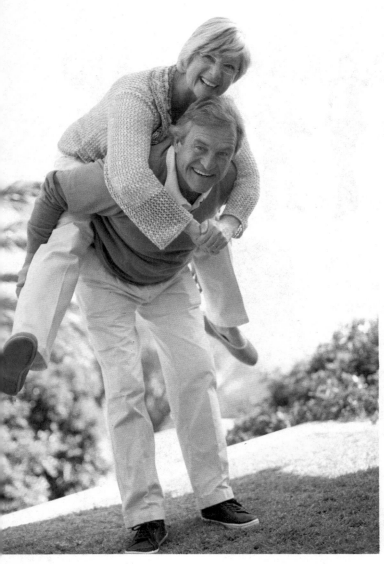

▲幸福美满的生活是老年人身体健康的前提

衰老明显

老年期特点是身体各器官组织出现明显的退行性改变,心理方面也发生相应改变,衰老现象逐渐明显。一般60岁或65岁以后为老年期,其中80岁以后属高龄,90岁以后为长寿期。

逐渐衰老

衰老又称老化。人体的衰老是一种随着年龄增长而发生的不可逆转的退化现象,可分为自然衰老和疾病引起的衰老,这是由于体内的新陈代谢减缓所造成的。

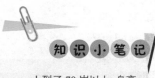

知·识·小·笔·记

人到了70岁以上,身高要比20岁时矮5~7厘米。

从双脚并拢看衰老

一般人从 6 岁开始，就能把双脚整齐地并拢直立，但过了 30 岁后便渐渐并不拢了。这个现象与人的衰老过程是完全一致的，因此可以认为，当双脚无法并拢时，就开始衰老，走下坡路了。

→老年人往往行动缓慢，不利索，所以更需要儿女们的安抚和照顾。

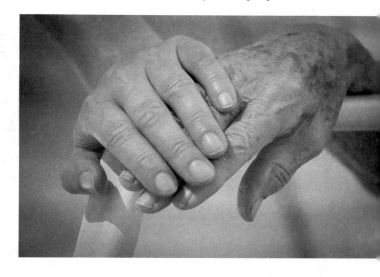

智能不减

虽然老年人机体结构功能趋向衰退，但在智力方面一般并不减退，特别是在熟悉的专业或事物方面，智能活动不但不减退还有增加。

头发花白

随着年龄的增长，人体内产生的黑色素越来越少，所以老年人的头发大多是满头白发或者灰发。

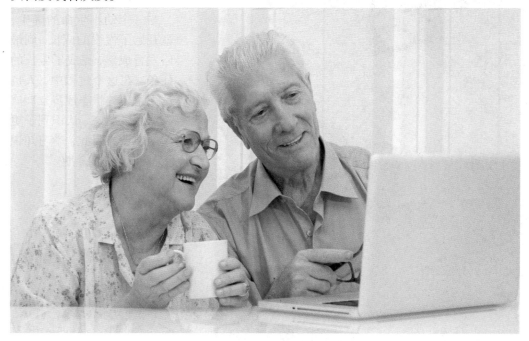

↑老年人智力不减当年

生命的循环——人的一生

人的本质属性是物质,但纯粹的物质并不能构成人的生命,物质和精神的结合才是构筑生命体的基本条件。从新生的婴儿开始,每个人都在经历幼年、成年、中年、老年的生理变化,和自然一样永无休止地循环往复。

生命的过程

人出生后,就开始了成长。在人的一生中,外貌、体形、反应速度、运动节奏都会随年龄的增长而变化,并经过这样几个过程:婴儿、幼儿、儿童、少年、青年、成年、中年、老年。

生长和发育

一个幼小生命的降生,就开始了慢慢的成长,到最后发育成熟,完成了生长的任务。在这个过程中,人也从无意识的状态逐步发展成有意识的状态,认识到了更多的事物。因此,学习知识大都在生长发育期。

◂ 快乐的一家人

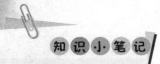

知 识 · 小 · 笔 记

流泪有益健康,女性的平均寿命比男性长7岁,有一个重要的原因是女性哭的次数比男性多。

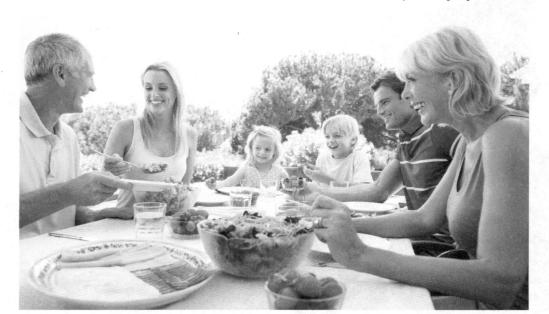

食物是保证机体健康的保障，营养膳食的合理搭配对人体的健康和寿命极为重要。

🏃 寿命

人只能在有限的时间内生存，这段时间就称为寿命。平均起来，人类能活 75~85 岁，这是人类的自然寿命。但是，由于疾病等因素的影响，很多人会早于这个年龄死亡。

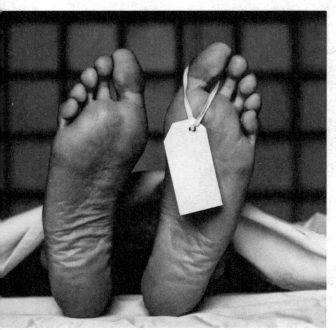

🏃 女性寿命较长

女人一生可吃掉 25 吨食物，喝掉 3.7 万升液体。男人一生可吃掉 22 吨食物，喝掉 3.3 万升液体。女人一生吃得比男人要多些，是因为女人的平均寿命比男人要长。

🏃 死亡

死亡是自然生命的终结，是物质能量的转化。每个人都是遵循着从生到死的历程，这就是生命的本然，谁都无法抗拒自然的规律。死亡一般有自然死亡、疾病死亡和意外死亡。

◄ 自然死亡

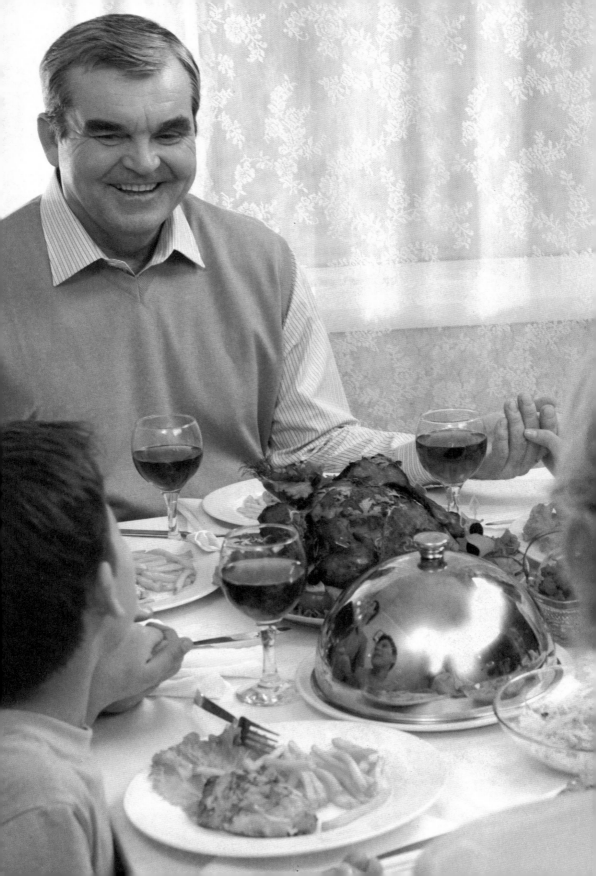

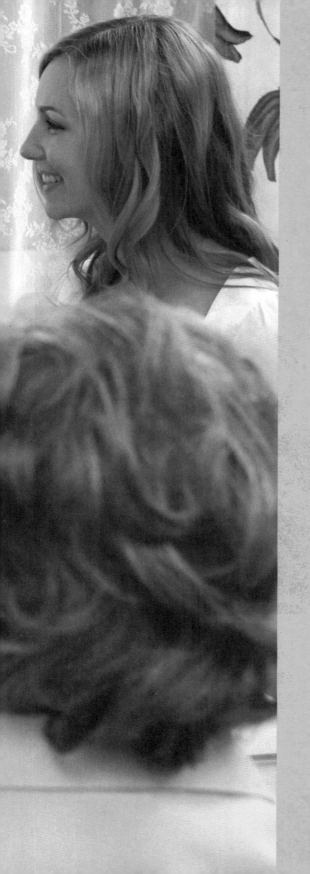

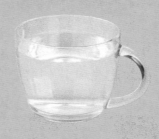

人体的组成

　　人体是由细胞构成，细胞构成组织，组织构成器官，器官构成系统，系统构成人体。化学元素是人体必不可少的营养物质，这些化学元素首先构成人体的结构分子或物质，再由这些分子或物质不断地进行各种化学变化，来完成各项生命活动。

生命的基本单位——细胞

细胞是构成人体的基本单位,相同种类的细胞聚集在一起构成了组织,不同形态的组织为了同一功能而工作就构成了器官,一些器官有序的组合就形成了系统,各种不同功能的系统在一起构成了人体。在细胞生命体的作用下,完成了人体复杂的生理活动。

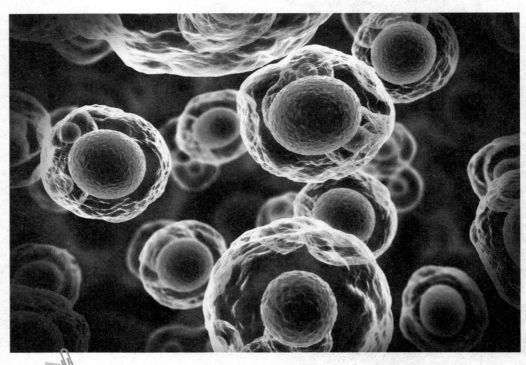

分裂期细胞

知识小笔记

细胞可分为三部分:细胞膜、细胞质和细胞核。一个普通的人,大约有 100 万亿个细胞,它们最初都是从卵细胞开始的。

细胞之间存在着非细胞结构的物质,称为细胞间质。

多样细胞

细胞非常微小,只有在显微镜下才能看清,在一粒米大小的血液中,就有几千万个红细胞。人体中最大的细胞是卵细胞,最长的是神经细胞。细胞分工明确,每种细胞都担负一项特殊的工作,其他细胞无法替代。

人体组织的种类

人体组织包括皮肤、肌肉、血液、神经和骨组织。人体组织是由许多相互合作的细胞构成的。它们可能种类相同，也可能种类各异。细胞之间的小空间里充满了液体，这些液体称为组织液。

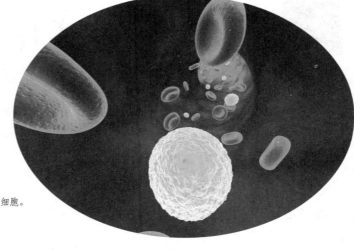

→一个白细胞与诸多红细胞。

细胞的寿命

细胞也有生老病死，人体每天都在进行着新旧细胞的更替。某些细胞的寿命伴随人的一生，还有一些细胞需要不断更换与更新。

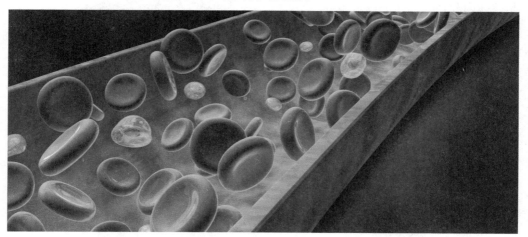

↑血细胞流经动脉，白色细胞、浆细胞。

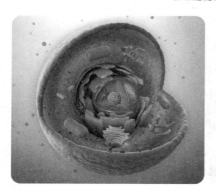

复杂的构造

细胞虽然很小，但结构却很复杂。如果用高倍显微镜观察它的内部，就会发现里面有能合成蛋白质的内质网；能摄取营养和排泄废物的高尔基体；可以产生能量的线粒体；以及专门储存遗传信息的细胞核。

↑ 细胞的结构非常复杂，细胞之间存在着非细胞结构的物质，称为细胞间质。

系统工程——人体系统

人体本身就是个系统工程,它像机器的构造一样,各个器官都能相互协调,各司其职,从而完成一项有序的任务。人体主要有8大系统,它们之间互相联系、互相制约,紧密配合,从而组成了健康的人体生理机能。

神经系统

神经系统是机体内起主导作用的系统。人体各器官、系统的功能都是直接或间接处于神经系统的调节控制之下,神经系统是整体内起主导作用的调节系统。

消化系统

消化系统是保证人体新陈代谢正常进行的一个重要系统。人体消化系统各器官协调合作,把从外界摄取的食物进行物理性、化学性的消化,吸收其营养物质,并将食物残渣排出体外。

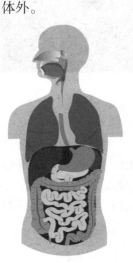

▲ 消化系统

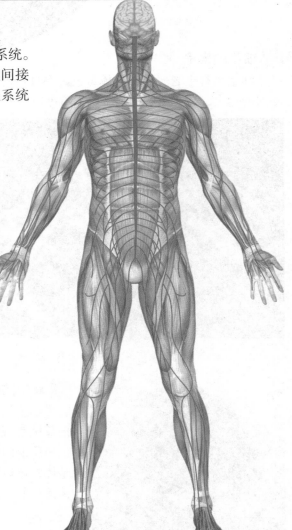

▲ 人体神经系统

内分泌系统

内分泌系统是机体的重要调节系统，它对整个机体的生长、发育、代谢和生殖起着调节作用。

→内分泌系统

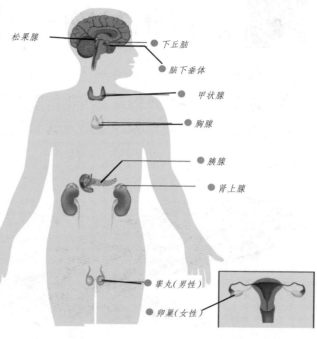

- 松果腺
- 下丘脑
- 脑下垂体
- 甲状腺
- 胸腺
- 胰腺
- 肾上腺
- 睾丸(男性)
- 卵巢(女性)

循环系统

血液与心脏组成了循环系统，它是新陈代谢的基础，并保持了人体平衡。血液始终在运动，与外界进行气体和能量的交换。

↓循环系统

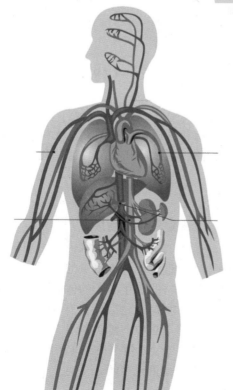

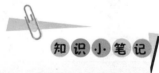

知 识 小 笔 记

生殖是生命的延续，是产生新生命的过程。生殖系统保持了人类生活的延续，也促进了物种进化。

运动系统

骨骼是人体的支架，是运动系统的重要组成部分，与肌肉一起执行大脑支配的各种指令。肌肉附着在骨骼上，和骨骼一起支撑起庞大的人体系统。在脑神经的作用下，肌肉和骨骼一起产生运动能量，完成复杂而精细的工作。

人体化合物——糖类和脂类

人体是一个机构、功能非常复杂的生命机体，但在化学组成上却极为简单。糖类和脂类是人体细胞重要的组成成分，它们的主要功能是供给各器官进行各种活动所需的能量，维持正常的生命活动。

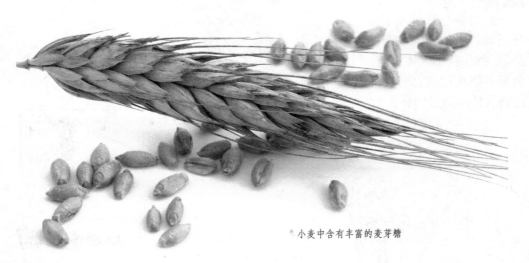

△ 小麦中含有丰富的麦芽糖

构成人体的化合物

构成人体细胞的化合物可分为无机化合物和有机化合物两类。无机化合物主要有水和无机盐，有机化合物主要有糖类、脂类、蛋白质和核酸。这些化合物在细胞中存在的形式和所具有的功能都各不相同。

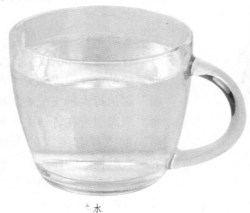

△ 水

组成物质

在人体中水占了主要部分，接近整个身体重量的2/3。一个中等身材的成年男子的体重约70千克，在脱掉水之后就只有25千克。这25千克中，糖类约3千克，脂肪约7千克，蛋白质约12千克，无机盐及微量元素约3千克。

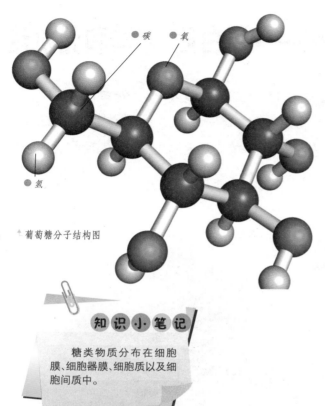

碳　氧

氢

▲ 葡萄糖分子结构图

糖类物质

糖类物质也叫碳水化合物，是构成人体的重要成分，也是参与肌体代谢的重要物质。它们主要以糖脂、糖蛋白和蛋白多糖的形式存在，由碳、氢、氧3种元素组成。

脂肪

脂肪是人体含量最多的脂类物质，也是人体内储藏能量的主要物质。脂肪在体内氧化分解后，变成二氧化碳和水，放出热量。它所产生的热量是身体热量的重要来源。另外，脂肪还有保护内脏器官、维持体温恒定的作用。

知识·小·笔记

糖类物质分布在细胞膜、细胞器膜、细胞质以及细胞间质中。

脂类物质

脂类物质是参与人体能量贮备的一种重要物质。它是一大类性质相近的物质的总称，主要包括脂肪、类脂（磷脂和糖脂）和固醇（固醇脂）。脂类主要由碳、氢、氧3种元素组成，有些脂类物质还含有磷和氮等元素。

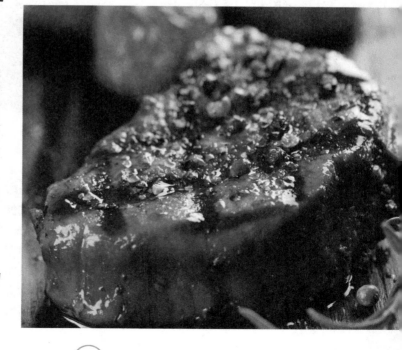

→肉类食物中含有丰富的营养，是蛋白质、脂肪、维生素和无机盐的重要来源。

生命的基础——蛋白质、核酸和无机盐

蛋白质、核酸和无机盐是生命的主要物质基础。蛋白质是构成生物体细胞结构的基本物质；核酸是一切生物的遗传物质，在细胞内大部分是与蛋白质结合为核蛋白存在；而无机盐是人体所需元素的物质总称，存在于体内的各种元素中。

蛋白质

蛋白质是由氨基酸组成的高分子有机化合物，含有丰富的氮、碳、氢、氧及少量的硫、磷、铁等元素。蛋白质是人类赖以生存的基础营养素。蛋白质严重缺乏时，可能会出现营养不良性水肿。

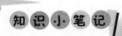

知识小笔记

体重约 70 千克的人体包含的化学成分有：碳 12 千克，氢 7 千克，钙 1 千克，还有少量的碘、钴、锰、铝、铬和银等。

▲ 鸡蛋的蛋清里边含有大量的蛋白质

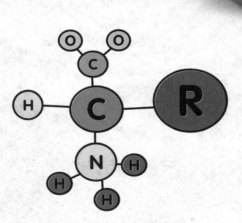

▲ 氨基酸的基本构造示意图

氨基酸

氨基酸是蛋白质的基本单位，每个蛋白质分子实际上是由不同种类的成百上千的氨基酸按照一定的排列次序连接而成的长链。目前，已知的组成蛋白质的氨基酸大约有 22 种，其中 8 种必需从食物中摄取才能得到。

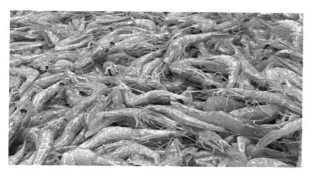

鱼、虾等海产品和猪、牛、羊等肉类食品是核苷酸的主要来源。

核酸

核酸是一种高分子有机化合物，呈酸性，除含有碳、氢、氧、氮4种元素外，还含有大量的磷元素，个别的核酸分子中还含有微量的硫。核酸对生物体的遗传变异和蛋白质的生物合成有极其重要的作用。

人体所需的无机盐

无机盐即无机化合物中的盐类，原来称为矿物质。目前，人体已经发现20多种无机盐，其中含量较多的元素有钙（Ca）、磷（P）、钾（K）、硫（S）、钠（Na）、氯（Cl）、镁（Mg）等7种，微量元素有铁、锌、硒、钼、铬、钴、碘等。

无机盐

在人体内，除了主要以有机物的形式出现的碳、氢、氧和氮外，其余各种元素无论多少，均可统称为无机盐或矿物质。无机盐不仅是构成人体的基本成分，虽然它的含量很低，但对人体的作用却非常大。

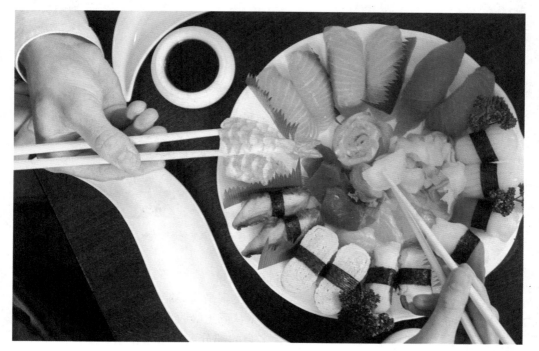

日常饮食中能够补充蛋白质和无机盐的食物有很多。

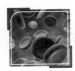

维持生命的要素——维生素

维 生素，又名维他命，是人体正常组织发育必需的营养物质，也是维持肌体健康必需的有机化合物，有"维持生命的元素"的意思。维生素既不参与机体组成，也不提供能量，但在体内物质代谢中起着重要作用。

食物中摄取

大多数的维生素机体不能合成或合成量不足，不能满足机体的需要，必须经常从食物中获得。人体对维生素的需要量很小，但一旦缺乏就会引发相应的维生素缺乏症，对人体健康造成损害。

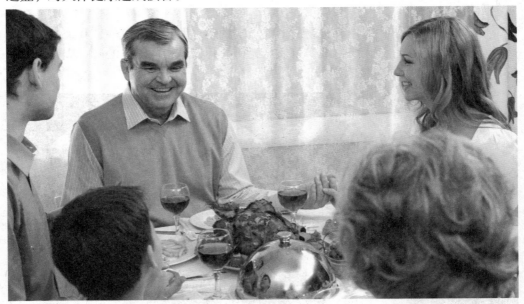

为了使我们所摄取的维生素尽可能趋于平衡，在平时的饮食中，我们要尽量做到粗细粮结合和荤素适量搭配。

知识小笔记

荷兰医生埃克曼最早发现食物中的维生素，开辟了营养学的新领域。

水溶性维生素

水溶性维生素是一类能溶于水的有机营养分子。水溶性维生素从肠道吸收后，通过循环到机体需要的组织中，多余的部分大多由尿排出，在体内储存很少，所以需要不断补充。

维生素的种类

维生素的种类很多，目前已知的有 20 多种，按其溶解性分为两类：水溶性维生素，有维生素 B_1、B_2、B_6、B_{12}，以及烟酸、叶酸、泛酸、胆酸、维生素 C；脂溶性维生素，有维生素 A、D、E、K。

脂溶性维生素

脂溶性维生素大部分储存在脂肪组织中，通过胆汁缓慢排出体外，过量摄入时，容易在体内蓄积，造成中毒。维生素 A 和 D 主要储存于肝脏，维生素 E 主要存在于体内脂肪组织，维生素 K 储存较少。

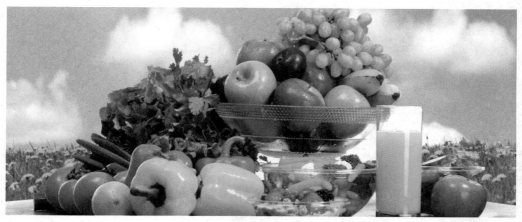

多吃水果是补充维生素的重要途径。

维生素 A

维生素 A 属脂溶性维生素，是合成视网膜细胞必需的原料，缺乏时出现黄昏时视物不清的夜盲症。已知维生素 A 有 A_1 和 A_2 两种，A_1 存在于动物肝脏、血液和眼球的视网膜中，又称为视黄醇；A_2 主要存在于淡水鱼的肝脏中。

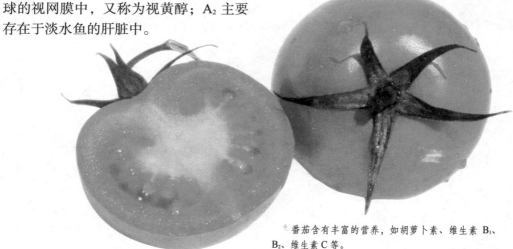

番茄含有丰富的营养，如胡萝卜素、维生素 B_1、B_2、维生素 C 等。

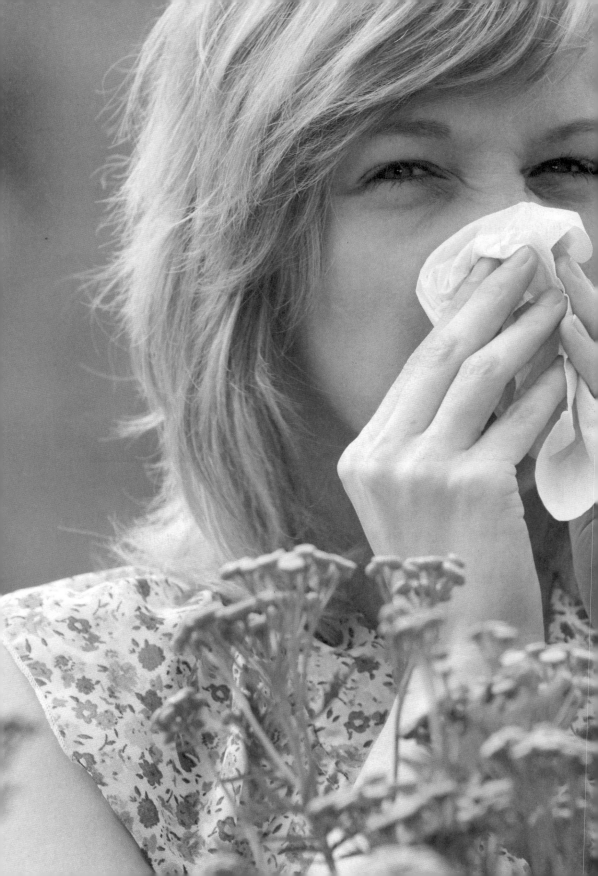

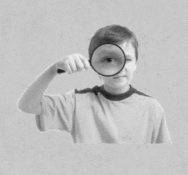

感知世界

　　我们的感觉器官可以告诉我们周围发生的事情。感觉器官分别是视觉、听觉、味觉、嗅觉和触觉。每种感觉都由一个感觉器官通过神经与大脑连接。我们用眼睛看、鼻子闻、舌头品尝、耳朵听、皮肤触摸来了解周围的世界。

获取图像——眼睛与视觉

眼 睛是人的视觉器官,主要部分是眼球。它像一架照相机,能捕捉各种事物的影像。我们所获得的信息,约90%以上都来自眼睛。眼睛不仅能帮助我们看清周围的景物,也能反映出人们内心的喜怒哀乐,所以常说眼睛是心灵的窗户。

为什么能看见

我们之所以能看到事物,是因为光线从物体上反射回来,并射入我们的眼睛。眼睛的前部将光线汇聚到眼睛的后部,并在眼睛的后部形成倒影。在眼睛的后部光线碰到神经细胞,神经细胞又将信号传递到大脑,这样我们就能看到图像。

眼睛的构造

眼睛分为左眼和右眼。我们平常看到眼睛露出来的部分,只是眼球大小的1/6,其余的都藏在眼窝里。眼球近似球形,位于眼眶的前半部。

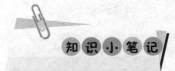

知识小笔记

视神经从眼底部与大脑相连,所以无论我们看见什么,大脑都会迅速知道。

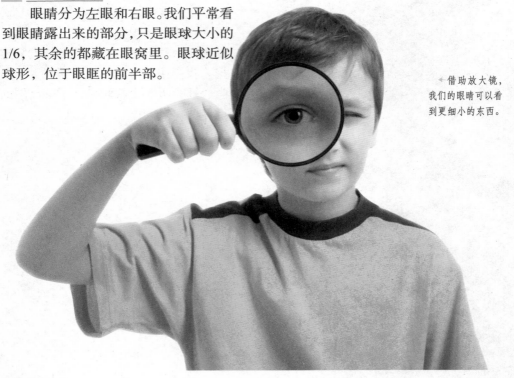

借助放大镜,我们的眼睛可以看到更细小的东西。

你能看多远

科学家研究报告显示，在纯净的空气中，人眼可以看见 27 千米外的一丁点烛光。在海上能看见 16 千米以外的船只。若在高山顶上，视力的观察距离甚至能扩大到 300 千米。

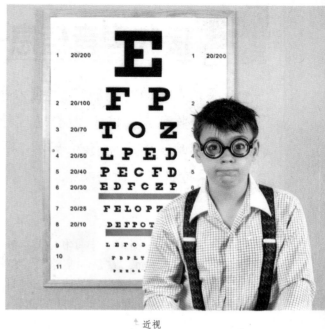

近视

揉眼睛时手上的细菌会进到眼睛里。

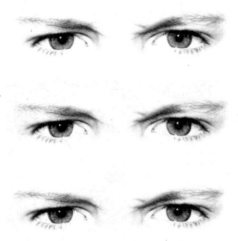

细胞中色素的含量决定了虹膜的颜色，虹膜颜色不同，决定了眼睛的不同颜色。

眼睛的颜色

这里所说的眼睛的颜色是指虹膜的颜色，有的人的眼睛是绿色的，有的人是棕色的，而有的人是黑色的，这是细胞中色素含量的多少决定的。

为什么能看见

我们之所以能看到事物，是因为光线从物体上反射回来，并射入我们的眼睛。眼睛的前部将光线汇聚到眼睛的后部，并在眼睛的后部形成倒影。在眼睛的后部光线碰到神经细胞，神经细胞又将信号传递到大脑，这样我们就能看到图像。

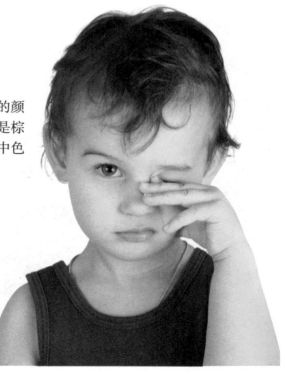

接收声音信息——耳朵与听觉

耳朵是人体的听觉器官，能使人感受到充满情趣的有声世界。当它接收到声音信号，就会通过神经系统传输给大脑，大脑收到后就会有意识地支配人的行为活动。耳朵不仅是听觉器官，还是平衡器官，具有保持机体平衡的功能。

耳朵的构造

耳朵分为三部分：外耳、中耳和内耳。外耳完全暴露在身体外面，它是一条略呈"S"型弯曲的管道，长约 25 毫米；鼓膜介于外耳和中耳之间，是一层椭圆形、半透明的薄膜；中耳由鼓室、咽鼓管和乳突小房组成；内耳里面充满了液体，由一连串腔室和通道组成。

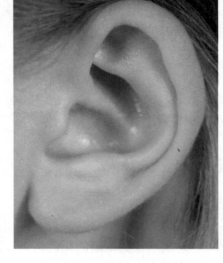

→耳朵

→耳朵的构造

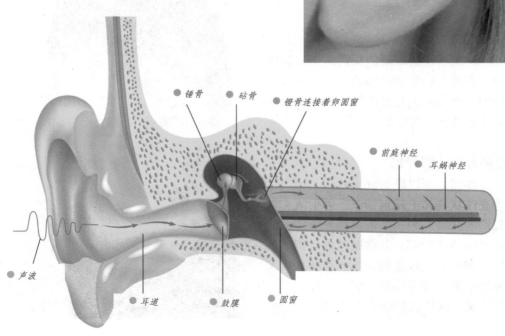

●锤骨　●砧骨　●镫骨连接着卵圆窗

●前庭神经　●耳蜗神经

●声波

●耳道　●鼓膜　●圆窗

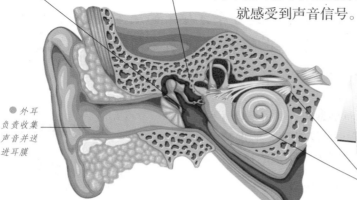

● 耳膜的振动被锤骨、砧骨和镫骨传递到耳蜗处

● 当声音碰到耳膜时，它就会振动

● 外耳负责收集声音并送进耳膜

怎么听到声音

外耳如同收音机的天线，能把外界的声音汇集起来，送到耳朵的第二个部分——中耳；中耳是一个传声系统，它将鼓膜产生的振动传入内耳；内耳收到信号，通过神经传递给大脑。这样大脑就感受到声音信号。

知识·小·笔记

为了保证休息和睡眠，声音不能超过 20 分贝。

● 耳蜗里的神经末梢又将振动收集起来，并将信息送入大脑

噪音的危害

柔和轻松的音乐使人心情愉快，但高强度的噪音不仅影响听觉器官，还影响健康。人们用分贝为单位来表示声音强弱的等级。30~40 分贝是较为理想的安静环境；70 分贝会干扰谈话，影响工作效率；超过 150 分贝，便会使人烦躁不安，动作失调，甚至出现眩晕。

耳屎的作用

耳道内壁有 4 000 多条能分泌耳屎的腺体。耳屎带有一种特殊的苦味，使一些贸然钻入耳朵的小昆虫们闻而却步，起到了保护耳朵的作用。所以不要经常掏耳朵、挖耳屎。

挖耳屎

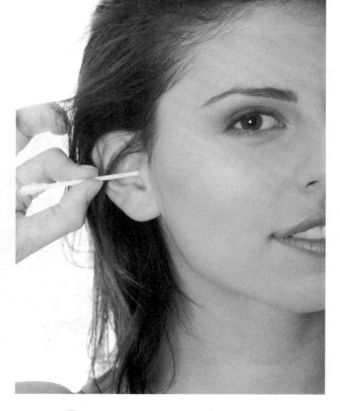

分辨气味——鼻子和嗅觉

除 与呼吸有关外,鼻黏膜还具有嗅觉功能,它能觉察自然界中的气味。据估计,在鼻子内壁大约 5 平方厘米的地方,就分布着约 1 000 多万个嗅觉细胞,所以能灵敏地辨别几千种不同种类的气味。

鼻子的结构

鼻子有两个鼻孔,后面是鼻腔,中间是软骨和骨质的鼻中隔。鼻腔内的黏膜能分泌黏液,能保持鼻孔湿润,还能黏住灰尘、细菌等对人体有害的物质。

如何嗅味

当你呼吸时,气味进入了你的鼻孔,然后落在里面特有的毛状气味感应器官上。感应器官察觉出这些气味后,便把信号传送到你的大脑中。

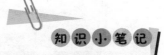

知识小笔记

人的嗅觉在一天之中并不一样,刚睡醒的人嗅觉功能较迟钝,约 4 个小时后最为灵敏。

人在饥饿时嗅觉要比平时灵敏些。

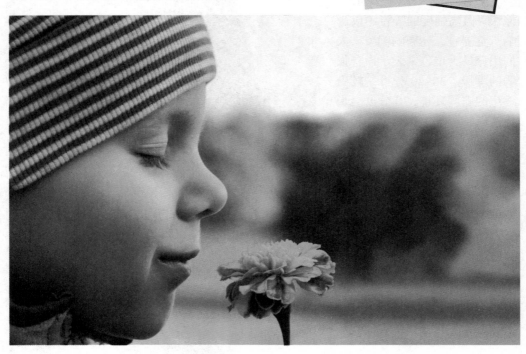

有了鼻子的帮助,我们能够闻到各种开花植物的花香。

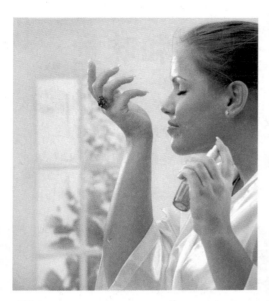

什么是气味

气味是空气中的微量化学物质。它们是由叫做分子的微粒所构成，它们太小了，我们用肉眼是看不见的，只有在显微镜下才能被看见。气味的种类很多，大多是由多种最基本的气味混合而产生的。

嗅细胞

嗅觉是由鼻子内部的嗅细胞产生的。嗅细胞位于鼻腔深处，它的表面上有一层嗅纤毛，上面覆盖着一种黏液，嗅纤毛感受到气味，就会将信号传送到大脑。人体大约有2 500万个嗅细胞。

◀ 清香怡人的香味

过敏

和气味分子一样，许多细小的东西在空气中飘浮，如灰尘、软毛和植物花粉。一些人的嗅觉对这些东西很敏感，甚至过敏，这时鼻子就会发痒或流鼻涕，也会咳嗽或者打喷嚏。

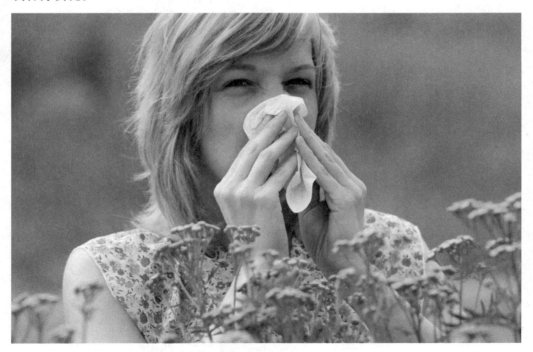

▲ 当花粉刺激你的鼻子时，你就会不由自主地打喷嚏，将异物赶出鼻子。

品尝滋味——舌头和味觉

舌头为什么能分辨出各种味道呢？这是因为在舌头上覆盖着许多味觉感受器，它就是味蕾。拿来镜子，我们可以看到舌头上有无数个小小的突起，这就是味蕾，所以舌头表面看起来很粗糙，但它却能品尝出各种味道。

味觉"探测器"

味蕾是味觉的"探测器"，它小得肉眼看不见。我们的舌头上有上千个味蕾，它们集中分布在舌头的尖部、侧面和后面。舌头的不同部位能品尝出基本的味道，即酸、甜、苦和咸。

味觉是怎么产生的

当我们吃一口食物，这些食物就会刺激口腔内的味觉感受体，然后通过一个收集和传递信息的神经感觉系统传导到大脑的味觉中枢，最后通过大脑的神经中枢系统的综合分析，于是就会产生味觉。

> 儿童的味觉细胞比较丰富，尤其对甜食十分敏感。

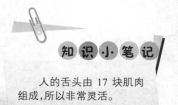

知识小笔记

人的舌头由 17 块肌肉组成，所以非常灵活。

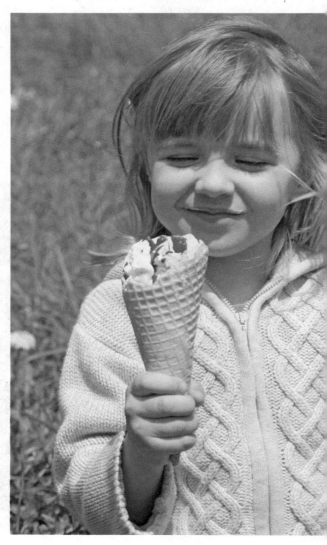

味觉变化

随着年龄的增长，舌头上的一些味蕾就会死亡。一个儿童有 1 万多个味蕾，而老年人只有约 5 000 个。因此，儿童对味道的感觉比较灵敏，而老年人的味觉则较为迟钝。

特定味道的敏感区

人分辨苦味的本领最高，其次为酸味，再次为咸味，而甜味则是最差的。一般来说，人的舌尖和边缘对咸味比较敏感，舌的前部对甜味比较敏感，舌靠腮的两侧对酸味比较敏感，而舌根对苦、辣味比较敏感。

舌苔

舌背上一层薄白而润的苔状物就是舌苔。正常情况下，由于咀嚼和吞咽动作，以及唾液、饮食的冲洗，经常不断地清除舌表面的物质，仅表现为薄白的一层舌苔。当患病时，进食少，使舌的动作减少，或唾液分泌减少，舌苔就变厚。

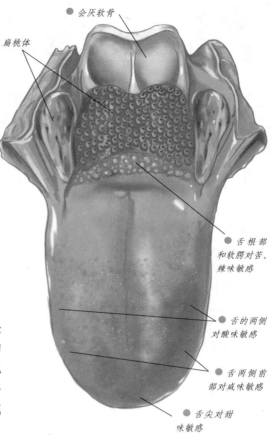

● 会厌软骨

● 扁桃体

● 舌根部和软腭对苦、辣味敏感

● 舌的两侧对酸味敏感

● 舌两侧前部对咸味敏感

● 舌尖对甜味敏感

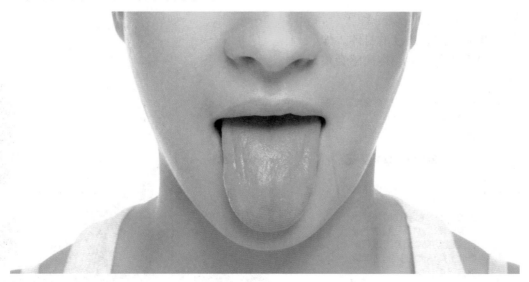

↑ 仔细看，我们舌头表面上有很多小突起，它能帮助我们品尝各种美味的佳肴。

最亲近的感知——触觉

皮 肤是我们身体中最大的触觉器官，它位于人的体表。在与周围世界接触时，触觉依靠分散在全身皮肤上数百万个微小的传感器产生感觉。这些感觉告诉我们，鞋子是否合脚，哪些质地的衣服穿在身上比较舒服。

什么是触觉

触觉就是身体与物体接触时产生的感觉。当我们身体的一定部位与外界物体接触时，都会不同程度地感受到物体的存在，甚至可能对物体的形状、硬度、光滑程度等情况做出判断，这就是触觉。

疼痛

疼痛也有好处。如果我们的身体被什么东西伤害了，就会觉得疼痛，这实际上是一种警告，告诉我们要注意自己的身体，如果伤得不严重的话，疼痛感会很快消失。

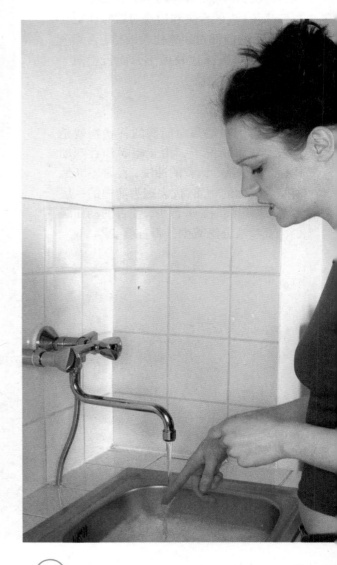

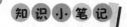
→ 手被烫时人们会迅速缩回手然后用冷水冲洗降温

知识·小笔记

婴儿的触觉表现包括触觉辨识和触觉防御两种。触觉辨识能力能够让婴儿累积分辨软硬、冷热不同材质的经验；触觉防御能力则可以帮助婴儿了解环境的安危，进而保护自己。

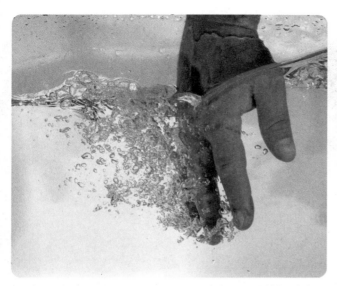

人的手指部位感觉比较敏锐,冬天把手泡在冰水里会有刺痛的感觉。

触觉感受器

触觉感受器就是皮肤内感受触觉的细胞。皮肤里有许多特殊的神经感受器,它们能将感受到的触觉传递给大脑,使人产生触觉。

触觉敏感区

人体皮肤里的感受器不仅数目不同,而且分布在全身各部位的密度也不一样,密度越高的地方,感觉越敏锐。位于人的手指、嘴唇、脚底等处的感受器分布得多一些,因此这些部位比较敏感。

用触觉读书

盲人利用触觉来完成阅读。他们使用一种特殊的字母表,叫做"点字"。点字是印在纸上的凸点符号文字。一连串的凸点代表着字或字母,盲人利用他们的指尖触摸这些点字。点字法是法国盲人路易斯·布莱尔于1824年发明创造的。

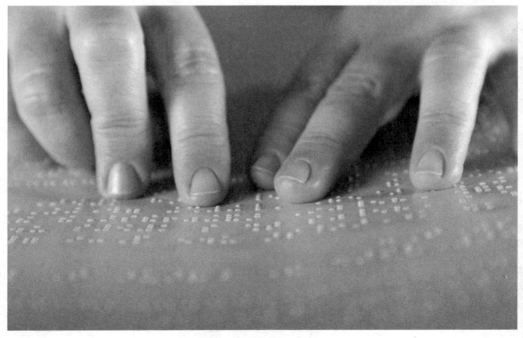

点字

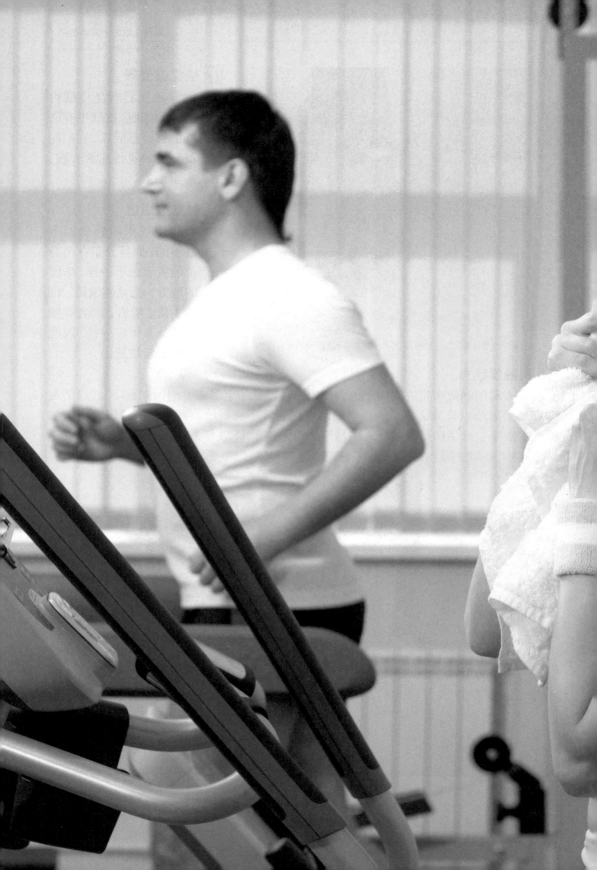

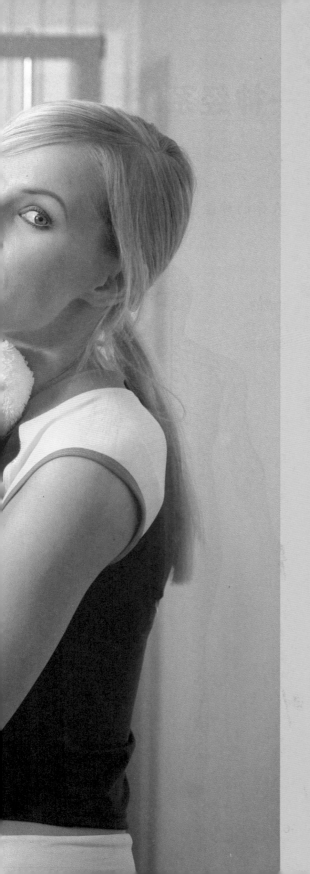

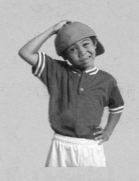

精密的人体机器

  人体称得上一架构造精密的机器，也许并不算庞大，却拥有最复杂的系统与组织。人体由不同的组织器官构成，不同的器官根据分工形成人体的八大系统。神经网络是连接不同器官的通道，通过神经网络我们的大脑才能够向身体各部位发出指令，从而使得各器官相互配合，完成人体的各项生理活动。

神经信使——神经系统

器官与器官之间需要交换信息，人体还要接收来自周围环境的信息。有一个系统承担着这项交流工作，这就是由中枢神经系统和周围神经系统组成的神经系统。人体的神经系统包括脑、脊髓和周围神经。

神经

神经是由一束又长又细的神经元细胞组成的，它能传递各种快速运行的电信号。人的体内有三种神经元，即感觉神经元、运动神经元和联络神经元，它们组成了复杂的神经系统。

从头到脚的神经

神经对称地布满人的全身。12 对颅神经从脑部出发，通过头部、颈部、肺部、胃和肠道。31 对脊神经从脊髓出发通往四肢、皮肤和肌肉。

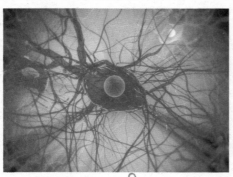

▲ 神经细胞

知·识·小·笔·记

除头部外，人体大部分感觉都必须通过脊髓传到大脑，大脑发出命令也由脊髓传递给身体各部位。

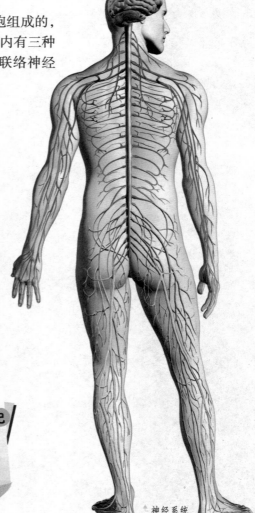

▲ 神经系统

神经工作

如果某种物体触碰了你，感觉神经元就会获得信息，并将信号传递给脊髓中的联络神经元，联络神经元再将信号传递给一个或几个运动神经元，接着大脑就会做出反应。

➤神经元有许多称为"树突"的小分支和一条如电线般较长的轴突，它也叫神经细胞，是构成神经的基本单位。神经细胞很长，有的可长达1米。

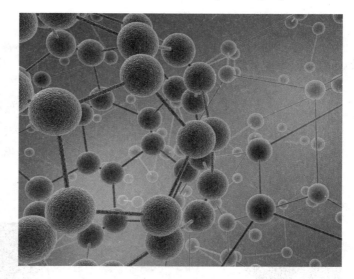

神经系统的构成

人的神经系统由中枢神经系统和周围神经系统两部分组成。中枢神经系统是脑和脊髓，周围神经系统是从脑或脊髓发出的，遍布全身的神经网络。脊髓是神经系统的重要组成部分，分别管理着人的内脏和躯干的一系列活动。

➤神经细胞

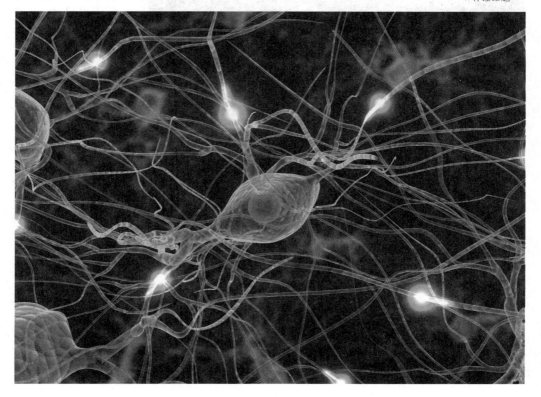

生命指挥中枢——大脑

大脑控制着人体的行为活动，接收来自五个感官的信息。大脑是意识、情感、记忆、思想和语言的中心，是支配人体各个系统的中心枢纽。在夜晚，我们进入睡眠，大脑还在工作，它的工作节奏根据睡眠的不同阶段而变化着。

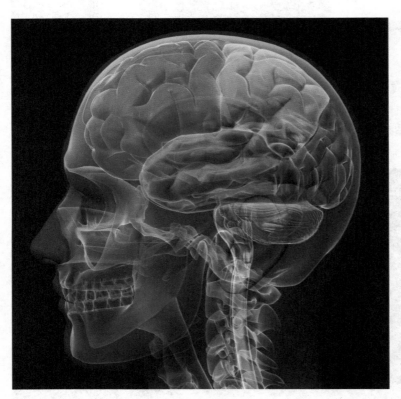

大脑的构造

大脑是由约140亿个神经细胞构成的，这些细胞连接成一个网络以传递信号。它们看上去像一团核桃仁状的豆腐脑，非常柔软、娇嫩，但令人难以置信的是，一个细胞可能连接着另外20万个细胞。

大脑皮层的分区

脑的内部

大脑分为左右两个半球，一般左脑具有语言、概念、数字、分析、逻辑推理等功能；右脑具有音乐、绘画、空间几何、想象、综合等功能。大脑皮层是思考的区域；小脑负责人体的肌肉和身体的平衡；脑干控制血液循环系统、呼吸系统等。

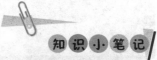

知 识 小 笔 记

植物人是一种没有了意识和思维的人，有心跳和呼吸，而大脑却处于抑制或死亡状态。

无穷的秘密——大脑的奇妙事

人类的大脑就像一个微型的宇宙，里面隐藏着人类难以穷尽的秘密。探索大脑的奥秘使得人类更了解自己，并加以有效利用，是目前科学研究的一个重要方面。

消耗能量

大脑的体积只占头部的一半，但它所消耗的能量却占人体能耗总量的1/5。对于大脑来说，绝大多数能量都被用于维护日常运转，而冥思苦想所消耗的能量几乎可以忽略不计。

大脑里的"笑话中心"

大脑中央前额皮层有一个区域比较活跃，这个区域就是大脑前部的额叶。大脑通过不同的途径接受笑话，然后将其输送到这一区域，从而评估值不值得为这个笑话发出笑声。

挠痒为什么会发笑

当别人替你挠痒时，你会大笑不止，这是人的小脑在起作用。当你自己挠自己时，小脑会发告诉大脑的其他部分，不要对这种刺激给予反应。但当被别人挠痒时，小脑却不会发出警告信号，因此大脑就会对外来刺激做出反应，人就会觉得特别痒而发出笑声。

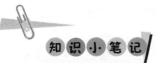

知识小·笔记

抹香鲸的大脑是所有哺乳动物中最重的，比人的大脑重6倍。

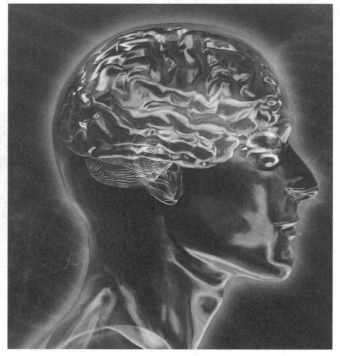

大脑皮层上面密密麻麻地分布着大约120亿个神经细胞，在这些神经细胞的周围还有1 000多亿个胶质细胞。

储存信息——惊人的记忆力

人类有惊人的记忆力，人的大脑有约 140 亿个脑神经细胞。据估计，如果把大脑的所有潜能都开发出来，能记住一座图书馆全部藏书的信息。

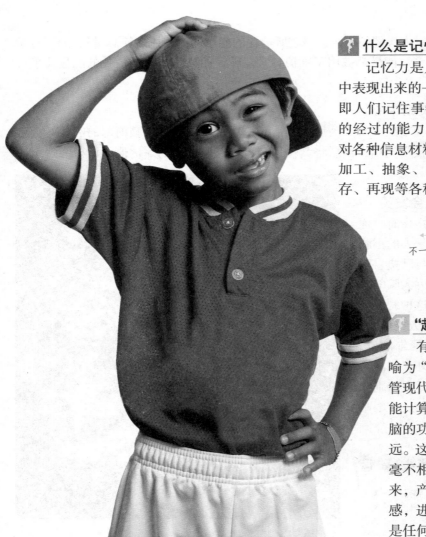

记性差的孩子
不一定智力低

什么是记忆力

记忆力是人们在记忆活动中表现出来的一种特殊的能力。即人们记住事物的形象或事情的经过的能力，实际上包括了对各种信息材料的识别、分析、加工、抽象、比较、概括、储存、再现等各种综合能力。

"超级计算机"

有人把人类大脑比喻为"超级计算机"。尽管现代的计算机每秒钟能计算上万次，但与大脑的功能相比还差得很远。这是因为大脑能把毫不相干的事物联系起来，产生联想，萌发灵感，进行创造发明，这是任何计算机都无法相比的。

序列记忆

对于很多人来说，记住一首歌或一首歌的某些段落相当困难，但对序列的记忆却情有独钟。据说，一位美国人将1 500多张任意排列的卡片看一遍之后，能按这个顺序记住所有的卡片。

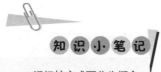

知识小笔记

记忆按方式可分为概念记忆与行为记忆两类。公元前4世纪的思想家柏拉图第一个提出记忆的概念。

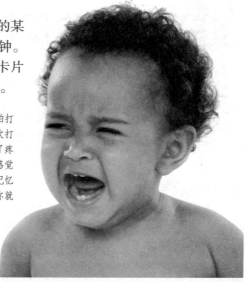

很多孩子都害怕打针，这是因为第一次打针的时候你感受到了疼痛。这个不好受的感觉在大脑里被深刻地记忆之后，再见到针头你就会感到疼痛和害怕。

记忆力的分类

记忆力可分为短期记忆力、中期记忆力和长期记忆力。短期记忆力的实质是大脑的即时生理生化反应的重复，而中期和长期的记忆力则是大脑细胞内发生了结构改变，建立了固定联系。长期记忆力能持续数年，而短期记忆力仅持续1分钟。

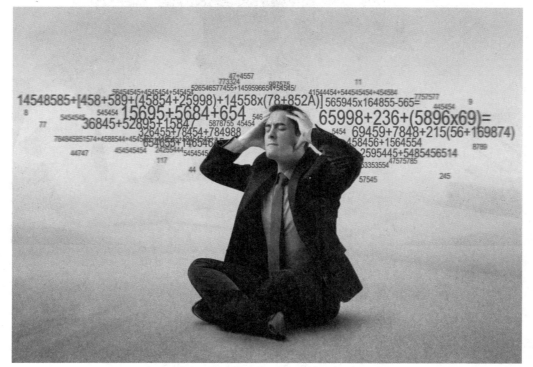

▲ 我们每天要经历很多事，这都需要大脑来记忆。

大脑的保健——科学用脑

大脑是人体进行思维活动最精密的器官。它好比一台机器，长期不用就会"生锈"，但是如果用脑过度，就会损害大脑的健康，因此要学会科学用脑，只有适度的学习和工作，对脑的保健才会有益。

左右脑同用

人的左右脑的功能相互联系却又分工不同。如从事教育工作的人常常只用了大脑的左半球，而不常使用右半球。如能对不常用的右半球加强运用，使两半球互相配合，互传信息，就会使两侧大脑半球的潜力得到开发，提高工作效率。

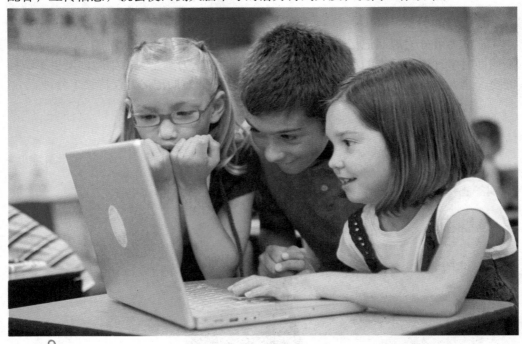

劳逸结合会使大脑的工作有节制，不疲劳过度。

知识小笔记

科学家指出，大脑的休息应该借助足够的睡眠和营养补充来完成。

充足的睡眠

长时间的工作，使大脑皮层神经细胞疲劳，充足的睡眠会消除这种疲劳，恢复脑力。一般来说，15~20岁的青少年，每天至少要睡9~10小时，成年人要保证8小时。

良好的情绪

情绪的变化对脑有很大影响。精神紧张和焦虑、苦闷和悲伤都能使脑细胞的能量过度消耗，使大脑处于衰弱状态。因此，健康的身体与良好的情绪是科学用脑的主要方面。

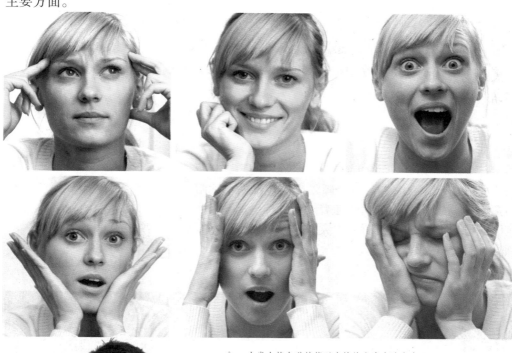

▲ 人类会将各种情绪以表情的方式表达出来。

难易交叉

复杂劳动和简单劳动相交叉，例如，在撰写稿件1小时后改为誊抄稿件，这样不仅可提高效率，且可保护大脑皮层的功能，因为这样可以使大脑管理不同功能的部位得到轮流兴奋和抑制，避免长期使用1个区域而使大脑产生疲劳感。

饮食

为了保证脑的功能，还应当从饮食结构上给以补充来增加脑的能量。如摄入豆制品、鱼、精肉等，都可以达到这一目的。科学用脑是一个完整的系统工程，各方面均需照顾，不能遗漏。

◀ 合理的饮食保证大脑功能

大脑休息——睡眠和做梦

我们的大脑和身体一样也需要休息,当大脑需要休息的时候,我们就会觉得困乏,想睡觉。睡眠是每个人每天都必须的,它是为了获得足够的精神和体力。在睡觉的时候,一部分大脑皮层可能还在活动,这样就会做梦。

睡眠周期

从入睡开始,人的大脑经历 5 个周期的睡眠,每个周期约持续 90 分钟。每个睡眠周期包括两个睡眠类型:首先是沉睡,沉睡伴随着微弱的神经活动;然后是不规则睡眠。在沉睡时,大脑非常放松;而不规则睡眠时,它非常警觉。

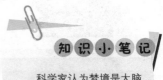

知识·小·笔记

科学家认为梦境是大脑把一些不相关的信息组合在一起形成的。

▶ 重要的睡眠

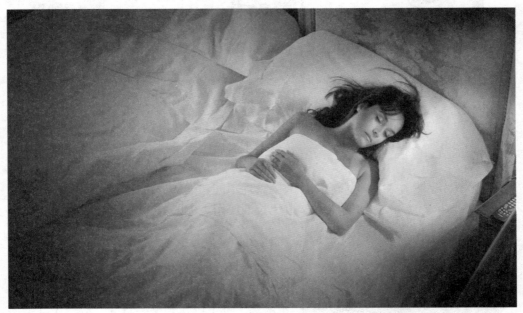

重要的睡眠

睡眠对于大脑是非常重要的——它需要使白天的脑力消耗得到恢复。在人的一生中,睡眠占有重要的位置。比如一个 75 岁的人,他一生中有 25 年的时间是在睡觉。

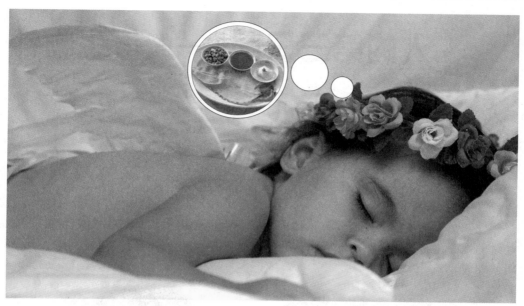

人们常说"日有所思，夜有所梦"，小孩子贪吃爱玩，经常晚上做梦也会梦见好吃的。

梦的作用

梦有什么作用？研究者至今还没有一个确切的答复。根据弗洛伊德的观点，梦表示人们无意识地想要某种东西，自己也不知道是什么东西。

做梦的时间和阶段

现代研究表明，人在睡眠时，梦一般持续 10~15 分钟，通常在不规则睡眠阶段出现，因为这个阶段的神经运动活跃。

梦游在神经学上是一种睡眠障碍

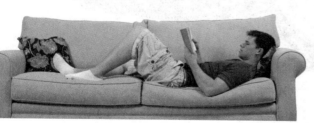

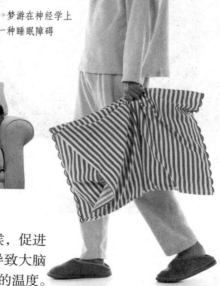

哈欠

打哈欠是人们觉得必须保持清醒状态的时候，促进身体觉醒的一种反应。由于疲劳或睡眠不足会导致大脑温度上升，通过打哈欠呼吸新鲜空气，来降低大脑的温度。

人的第三只眼——人体生物钟

人体内有一个 24 小时的"时钟",这个"时钟"就是我们常说的生物钟。生物钟是由大脑里的某个腺体支配的,它负责告诉你身体什么时候入睡,什么时候起床。

遵守时间

你知道吗?从你一出生,你的体内就有了生物钟。例如,测量脉搏就可以知道心跳的规律;作息时间也会形成固定的"生物时钟",让你习惯什么时候上学,什么时候吃饭。

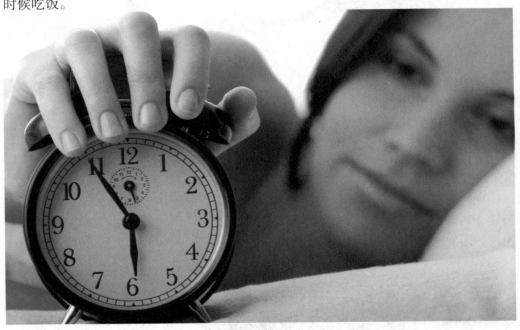

有规律的作息,会使你体内形成固定的生物钟。

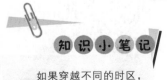

知识小笔记

如果穿越不同的时区,人体里的生物钟就会紊乱。

生物钟

在非洲的密林里,有一种虫子,它每过 1 小时就变换一种颜色,在那里生活的人们就把这种小虫捉回家,按它变色来推算时间。这种虫子体内的"时钟",就是我们所说的生物钟。其实,除了动物和植物,甚至微小的细菌也有生物钟。

情感的纽带——交流与沟通

当和别人交流时，我们往往是通过说话的声音和身体语言的无声信号进行的。交流与沟通是人与人之间不可缺少的情感纽带，但往往我们可以完全不通过语言，而是通过身体语言去与人交流和沟通。

语言

语言的形成与脑的功能和记忆有很大关系。大脑皮层中有 4 个语言中枢，包括运动性语言中枢（说话中枢）、听性语言中枢、视运动性语言中枢（书写中枢）和视性语言中枢（阅读中枢）。

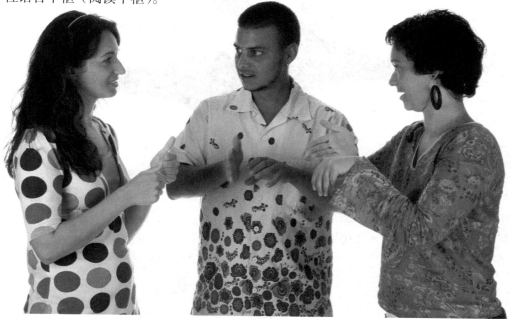

手语是聋哑人利用特殊的手势和动作，与别人进行沟通和交流的肢体语言。手语是法国伟大的聋哑教育家德雷佩神父发明创造的。

表情

表情是人类无声的语言。如果把聋哑人除外，在人类表达的全部感情里，文字言辞占 7%，声音占 38%，而表情语言则占 55%之多。正常人的脸部有 6 种基本表情：厌恶、愤怒、害怕、高兴、悲伤和惊奇。

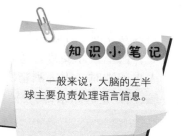

知 识 小 笔 记

一般来说，大脑的左半球主要负责处理语言信息。

平衡中心——小脑

小脑在大脑的后下方,也就是平时说的后脑勺部位。小脑就像一个大的调节器,它通过与大脑、脑干和脊髓之间丰富的传入和传出联系,来维持身体平衡,调节肌肉张力和协调运动。

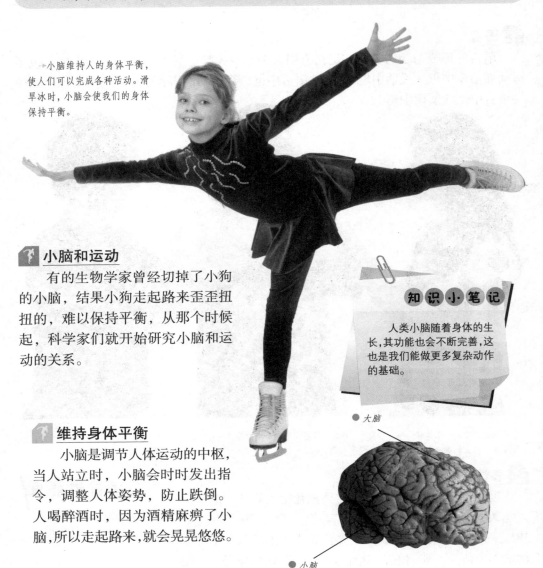

小脑维持人的身体平衡,使人们可以完成各种活动。滑旱冰时,小脑会使我们的身体保持平衡。

小脑和运动

有的生物学家曾经切掉了小狗的小脑,结果小狗走起路来歪歪扭扭的,难以保持平衡,从那个时候起,科学家们就开始研究小脑和运动的关系。

维持身体平衡

小脑是调节人体运动的中枢,当人站立时,小脑会时时发出指令,调整人体姿势,防止跌倒。人喝醉酒时,因为酒精麻痹了小脑,所以走起路来,就会晃晃悠悠。

知识·小·笔记

人类小脑随着身体的生长,其功能也会不断完善,这也是我们能做更多复杂动作的基础。

● 大脑

● 小脑

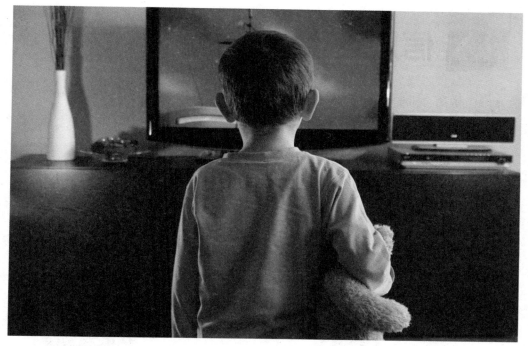

◀ 小脑位于我们平常所说的后脑勺部位

各负其责

从机能上，小脑可分为前庭小脑（原小脑或古小脑）、脊髓小脑（旧小脑）、大脑小脑（新小脑）三部分。前庭小脑主要是调整肌紧张，维持身体平衡；脊髓小脑控制肌肉的张力和协调；而大脑小脑主要控制精细运动的准确性。

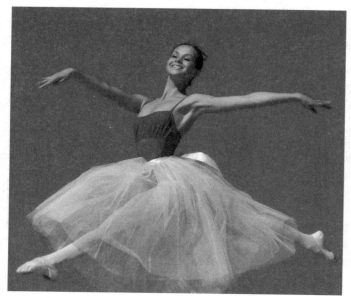

协调随意运动

随意运动是大脑皮层发动的意向性运动，而对随意运动的协调则是由小脑的半球部分，即新小脑完成的。新小脑的损伤，将使受伤者的肌紧张减退和随意运动的协调性紊乱。

◀ 芭蕾舞是一种对身体平衡能力有很高要求的舞蹈种类，芭蕾舞演员在进行空中跳跃时就需要把握好身体平衡，这对他们的小脑是很大的挑战。

信息通道——脊髓

如果你能摸到你的后背，就会发现在背部中央有一条脊椎，脊椎内部就是脊髓，它是我们身体里非常重要的组织，通过脊髓，大脑发出的信号才能传到我们身体的其他部位。

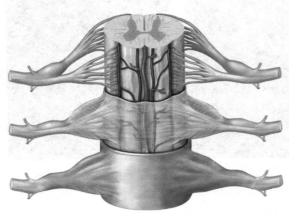

▲ 脊椎里包裹着脊髓

传导信息的通道

脊髓是中枢神经的一部分。脊髓两旁发出许多成对的神经，分布到全身皮肤、肌肉和内脏器官。脊髓是周围神经与脑之间传递信息的通道。

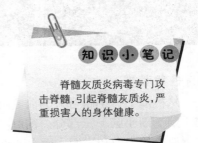

知 识 小 笔 记

脊髓灰质炎病毒专门攻击脊髓，引起脊髓灰质炎，严重损害人的身体健康。

脊神经

人体的脊神经有 31 对，都来自脊髓，并且全部是混合神经。每对神经与构成脊柱的椎骨相对应。每对脊神经中的一条通向躯体左侧，另一条通向躯体的右侧。

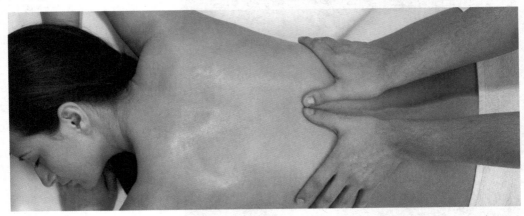

▲ 骨科大夫为病人检查身体时，一般会让病人躺在床上，然后进行多方位检查，同时询问病人的身体状况，然后确定病情。

可以变化的脊椎

脊椎的长度是可以变化的,当我们躺下休息一晚上以后,脊椎就会变长,当我们工作或学习了一天以后,脊椎又会变短,这就是为什么早上我们的身高比晚上高。

▶ 正确的坐姿对我们脊椎的生长发育很重要。

脑干

在大脑和脊髓之间,有一座把两者联系起来的桥梁,这就是脑干。脑干不仅是信息的中转站,而且还要维持个体生命,包括呼吸、心跳、消化、睡眠和维持体温等。

尿床

脊髓里的神经中枢和大脑皮层可以让我们有意识的排尿。婴幼儿因大脑的发育尚未完善,对排尿的抑制能力较弱,所以排尿次数多,容易产生尿床现象。

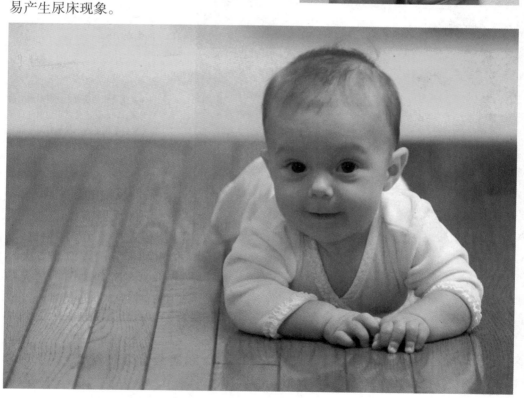

◀ 婴幼儿的脊髓发育尚不完全,容易发生尿床现象。

神经调节方式——反射

如果你的手指被刺了一下，你会马上缩回手指。这种无意识的反应就是反射。反射作用能保护我们避免危险。为了使身体及时受到保护，神经信号绕过大脑，直接通过脊髓传递到肌肉。

条件反射

神经系统指挥人体工作，是通过神经反射活动来实现的。神经反射活动分为两种，条件反射和非条件反射。条件反射需要大脑的判断和确认，必须通过后天的学习和训练才能建立。

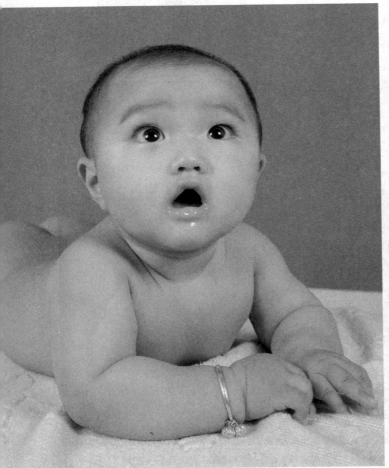

知 识 小 笔 记

巴甫洛夫（1849~1936）是世界上最早研究条件反射的俄国生理学家。

◀ 当你要吃美味的蛋糕，或者听到它的名字的时候，口水就不受意识控制地出现了，这是我们身体里的中枢神经对食物刺激的反应，甚至只要听到食物的名字都会指挥口腔分泌口水。

条件反射的五大环节

条件反射需要经过感受器、传入神经元、中枢神经、传出神经元、效应器五大环节。如当听到敲门声，大脑（中枢神经）通过传入神经收到耳朵（感受器）传来的信息，并下达命令去开门，传出神经就会把命令送到肌肉处（效应器），肌肉就会带动身体和手脚把门打开。

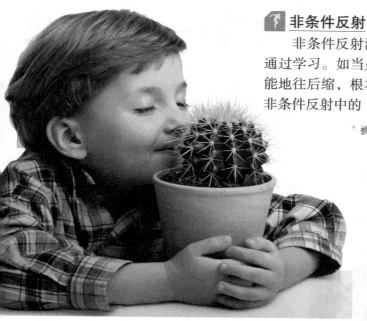

非条件反射

非条件反射活动是先天固有的，不需要通过学习。如当火焰烧到手指后，手指便本能地往后缩，根本不经过大脑思考，它属于非条件反射中的"防御反射"。

被刺扎到人会本能的缩手

本能

本能就是与生俱来就会的行为。例如，一个新生儿会自动地吮吸妈妈的乳汁，这种本能使婴儿得以生存。事实上，本能是人类在进化过程中形成的一种维持生存的能力。

婴儿足部反射

如果你用手指戳一个婴儿的脚，脚趾就会向下蜷曲。医生经常对新生儿做这种反射实验，检测新生儿的感觉是否正常。当婴儿长大时，这种反射就会慢慢消失。

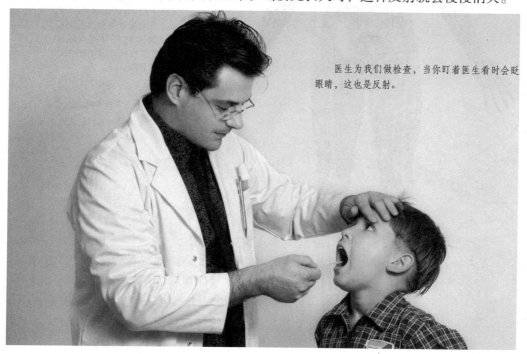

医生为我们做检查，当你盯着医生看时会眨眼睛，这也是反射。

运动系统的支柱——骨骼系统

骨骼与肌肉共同完成运动功能。在骨骼核心内的红骨髓还具有造血作用,红细胞、白细胞在其中生长、发育。一些矿物质被储藏在骨中,特别是身体需要的钙。

身体里的骨骼

我们身体里有一副完整的骨骼系统,它们可以被分为 206 块不同的骨头,骨骼几乎分布在我们身体的每一个部分,有了这些骨骼,我们身体的其他部分才能组合在一起。

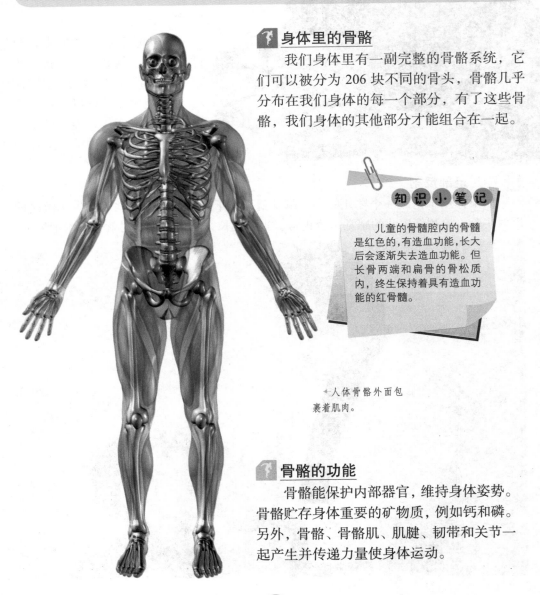

知 识 小 · 笔 记

儿童的骨髓腔内的骨髓是红色的,有造血功能,长大后会逐渐失去造血功能。但长骨两端和扁骨的骨松质内,终生保持着具有造血功能的红骨髓。

◄人体骨骼外面包裹着肌肉。

骨骼的功能

骨骼能保护内部器官,维持身体姿势。骨骼贮存身体重要的矿物质,例如钙和磷。另外,骨骼、骨骼肌、肌腱、韧带和关节一起产生并传递力量使身体运动。

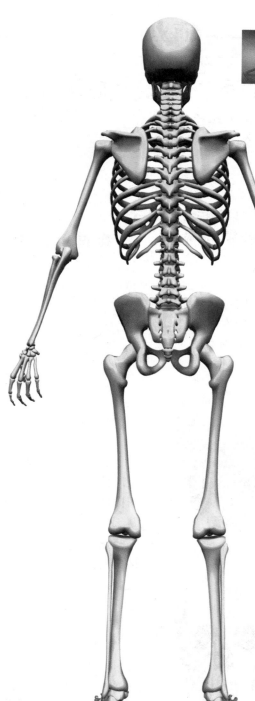

● 骨密质　　　● 骨髓　　　● 骨松质

骨的构成

骨主要由骨质、骨髓和骨膜三部分构成，有丰富的血管和神经组织。长骨的两端是呈窝状的骨松质，中部的是致密坚硬的骨密质，骨中央是骨髓腔，骨髓腔及骨松质的缝隙里是骨髓。

◄ 人类的骨骼系统

骨的化学成分

骨是由有机物和无机物组成的，有机物主要是蛋白质，使骨具有一定的韧度；无机物主要是钙质和磷质，使骨具有一定的硬度。人体的骨就是这样由有机物和无机物组成，所以人骨既有韧度又有硬度。

柔韧的脊椎骨

人的脊柱一般是由33块脊椎骨和其间的柔软脊椎盘组成的。最上面的那根椎骨支撑着脑壳，它是根据希腊神话里阿特拉斯的名字而命名的，传说他能用双肩支撑整个世界。

脑的保护者——颅骨

颅骨保护着大脑和部分感觉器官(眼、耳、鼻、舌),它看起来很像是一块骨,其实颅骨是由23块骨头组成,这些骨与骨之间被关节紧紧地连接在一起。它上面还有许多孔,供血管和神经穿越。

组成

颅骨由脑颅骨和面颅骨组成。脑颅骨可以保护大脑;而面颅骨则可以支撑面部,形成面部轮廓,由鼻骨、颧骨和颌骨三部分组成。

头盖骨

颅骨上的圆顶就是头盖骨,由8块弯曲的片状骨融合而成。随着年龄的增长,这些骨头逐渐地连接在一起,使人的颅骨更坚硬。骨头连接处的曲折线条显而易见,这就是骨缝。

知识小笔记

颅骨骨折按骨折形状分为四类:线形骨折、凹陷骨折、粉碎骨折、儿童生长性骨折。

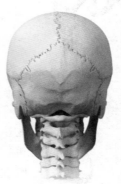

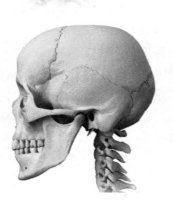

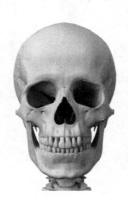

囟门

婴儿的颅骨之间有一小块软膜,称为囟门。囟门使婴儿的头可以变形以便脱离母体。出生几天后,婴儿的头就能恢复正常形状。两年内,囟门逐渐收缩并由骨头代替。

◀ 脑颅位于后上方,略呈卵圆形,内为颅腔,容纳脑。面颅位于前下方,形成面部的基本轮廓,并参与构成眼眶、鼻腔和口腔。

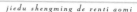

身体的支撑——脊柱

人 的脊柱很像房屋的大梁，从早到晚支撑着我们的身体，所以它又被人们称为"脊梁骨"。它由33块椎骨构成，每块椎骨的中心都有一个孔，这些孔构成一个管道，骨髓在其中穿行。

脊柱的构成

脊柱上端是 7 块较小的颈椎骨，胸椎骨有 12 块，它们不易移动。胸椎骨之下有 5 块腰椎骨，能够比较自如地运动。5 块骶椎骨融合在一起形成一块弯曲的楔形骨，即骶骨。脊柱的下端是 4 块较小的椎骨，它们也融合在一起并构成三角形的尾骨。

"人体弹簧"

组成脊柱的椎骨之间，有一种被称为椎间盘的结构，好像弹簧那样有弹性。我们在走路、蹦跳时不会感到脑子振荡，就是依靠脊椎骨之间的"弹簧"抵消了振动。

➤脊柱是人体重要的支柱，不论在你行走、跑步或者玩耍时，它都会支撑着你的身体。人老后，脊柱会慢慢变弯。

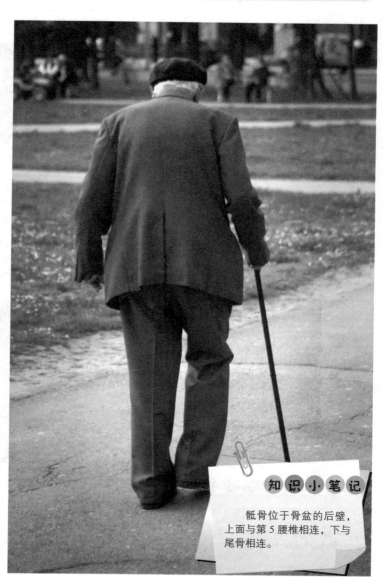

知 识 小 笔 记

骶骨位于骨盆的后壁，上面与第 5 腰椎相连，下与尾骨相连。

骨头断裂——骨折

不慎摔倒引起骨折时,骨头内的骨细胞会迅速填充骨折部位,修复断裂处。当医生经 X 线检查确认已经骨折后,会对患者伤处进行复位,然后用绷带或石膏固定伤处,通常过几个月后骨头断裂处就会愈合。

骨折分类

虽然大腿骨等骨骼十分坚硬,但是它们也会折断,引起骨折。根据骨折是否和外界相通,可分为闭合性骨折和开放性骨折两大类。

闭合性骨折

闭合性骨折指骨折的部位并没有与人体外部接触,也叫简单骨折。大部分采用保守的外部固定治疗就可以逐渐愈合,这类骨折受感染的机会很小。

➤当你由于不小心而造成骨折时,骨折部位会特别疼痛。由于骨细胞会对断裂处进行修复,所以轻微的骨折会很快康复。

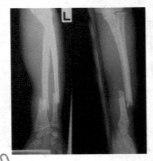

➤大腿骨折的 X 光照片

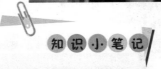

知 识 小 笔 记

自 20 世纪 80 年代初起,针灸已较广泛地应用于骨折。但只适用于闭合性骨折。

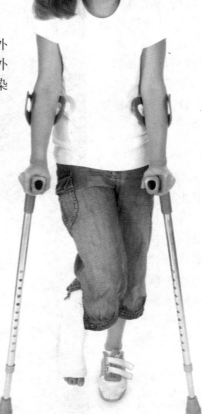

开放性骨折

开放性骨折是说骨折的部位碰触到体外，也叫复杂性骨折。因为接触到皮肤上和环境中的细菌，一般都需要抗生素治疗。

颌骨骨折

颌骨骨折是由外伤引起的颌骨断裂，一般发生在下颌骨，会引起面部畸形和正常咀嚼功能的丧失。颌骨骨折包括上颌骨骨折和下颌骨骨折，根据致伤原因，又可分为火器性损伤和非火器性损伤两大类。

伤筋动骨一百天

有句话叫"伤筋动骨一百天"，说的就是骨折之后恢复的时间比较长。骨折的病人在较长的恢复期间，要注意饮食上的调养，病人可多吃高营养食物和含钙、锰、铁等微量元素的食物。

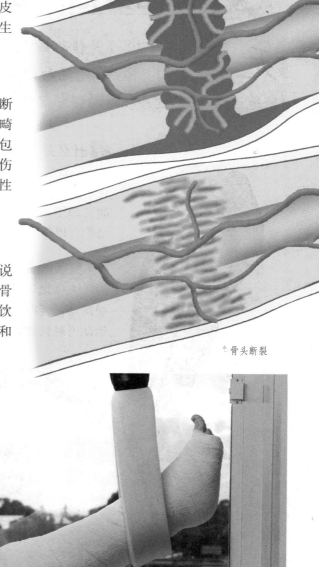

↑ 骨头断裂

↑ 骨折复位固定后，就要尽早进行正确的运动，这样关节才不会僵硬。如果一直不运动，等骨折长好后相应关节也僵直了。

骨骼灵活所在——关节与运动

无论你是在行走，还是转动脑袋，或者是拿起一支笔，都需要运用关节，我们身体的所有运动都离不开关节的作用，它将骨与骨紧密地连接起来，这些相连的部分就会形成关节。

什么是关节

一块完整的骨头很坚硬，它不能自由地弯曲，但是在不同的骨头之间有一个连接点，这个连接点具有一定的活动能力，这里就是我们所说的关节，比如你弯曲自己的大拇指，就会看到位于两个指节之间的关节。

灵活的关节

人体最灵活的关节是肩关节，可做屈伸运动，收、展运动，旋内、旋外和环转运动。人手借肩关节的灵活运动可触到体表的任何部位。

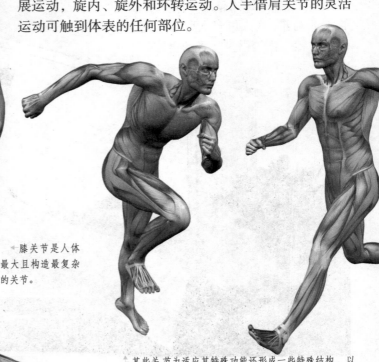

膝关节是人体最大且构造最复杂的关节。

某些关节为适应其特殊功能还形成一些特殊结构，以增加关节的灵活性或稳固性。

膝关节

膝关节是人体内最容易受损伤的关节，和肘关节不太一样，在膝关节外边还有一块膝盖骨，这块膝盖骨只允许小腿向后弯曲，并且能够保护膝关节，使我们向前踢足球的时候不至于弄伤膝关节。

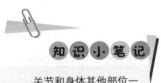

知识小笔记

关节和身体其他部位一样，愈用愈灵活，不用则会退化。跆拳道类的运动可以扩展关节的活动范围，保持身体的灵活度。

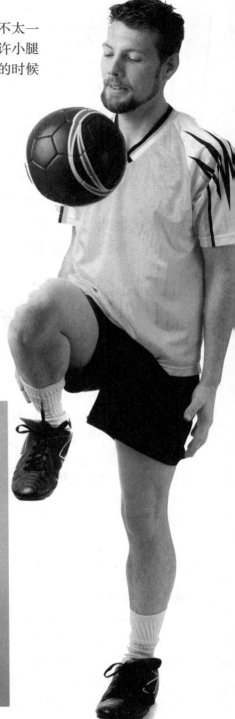

➡膝关节对足球运动员非常重要。

关节疾病

现代医学研究发现，各类骨关节疾病，如退行性关节炎、肩周炎、骨质增生等，病根就在于软骨等"关节保护系统"对关节保护能力的丧失。

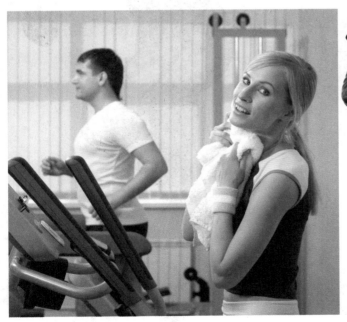

↑ 健身房

运动的力量——结实的肌肉

你 可以挑动自己的眉毛，或者弯曲自己的手臂，这些动作都需要肌肉才能完成，我们身体里每一个动作的力量都来自肌肉，肌肉使我们能够奔跑、跳跃和说话，事实上，肌肉如果发挥出最大的威力，一定会让你大吃一惊。

知识·小·笔记

肌肉和骨骼、关节一起构成人体的运动系统。如果没有肌肉，人就无法行动。

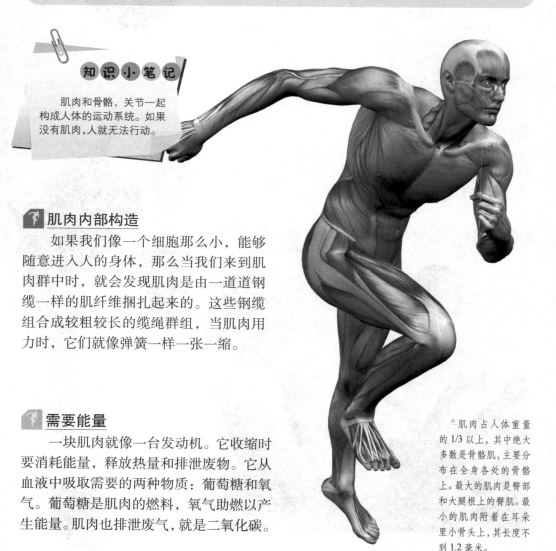

↑肌肉占人体重量的 1/3 以上，其中绝大多数是骨骼肌，主要分布在全身各处的骨骼上。最大的肌肉是臀部和大腿根上的臀肌。最小的肌肉附着在耳朵里小骨头上，其长度不到 1.2 毫米。

肌肉内部构造

如果我们像一个细胞那么小，能够随意进入人的身体，那么当我们来到肌肉群中时，就会发现肌肉是由一道道钢缆一样的肌纤维捆扎起来的。这些钢缆组合成较粗较长的缆绳群组，当肌肉用力时，它们就像弹簧一样一张一缩。

需要能量

一块肌肉就像一台发动机。它收缩时要消耗能量，释放热量和排泄废物。它从血液中吸取需要的两种物质：葡萄糖和氧气。葡萄糖是肌肉的燃料，氧气助燃以产生能量。肌肉也排泄废气，就是二氧化碳。

强壮身体——锻炼肌肉

你 发现没有？通过经常锻炼与练习，能够增强肌肉的力量。有些奥林匹克运动员非常强壮，甚至能将多于自身体重 3 倍的重量举过头顶。但是，锻炼肌肉要科学，比如不能刚吃完饭就锻炼，否则肌肉就会产生痉挛。

力气变大

经常锻炼的人会有一身发达的肌肉，力量也会变大，这是因为人体的肌纤维是有弹性的，在锻炼中被适度拉长后，反射回来的收缩力将增强。

肌肉痉挛

有时候，你的肌肉会不听使唤，变得又硬又僵，于是你就感到疼痛，这就是肌肉痉挛，这个时候你需要揉搓痉挛的肌肉，使它放松下来。如果肌肉工作太累，也可能产生痉挛。

知识小笔记

工作效率最高的肌肉是眼睑里的肌肉，它使你每天约眨眼 2 万次。

通过一定时间的锻炼，肌肉就可以变得很发达。

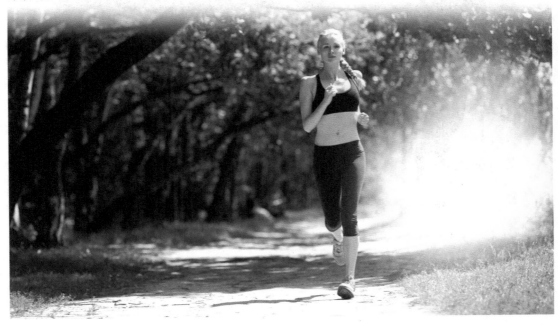

不可或缺的部位——手和脚

人 手是人体上最灵活、触觉最敏感的运动器官。我们能够写字、画画、运用电脑和制造各种工具，这些都需要一双灵巧的手，当然这一切都是在神经系统的支配下完成的。

手的运动

手主要由血液、神经、肌肉、骨架等所组成，血液提供手部营养，神经传导讯号给肌肉，再由肌肉的收缩带动骨架，而完成手部的动作。手会在大脑有意识的支配下，做出各种各样的动作。

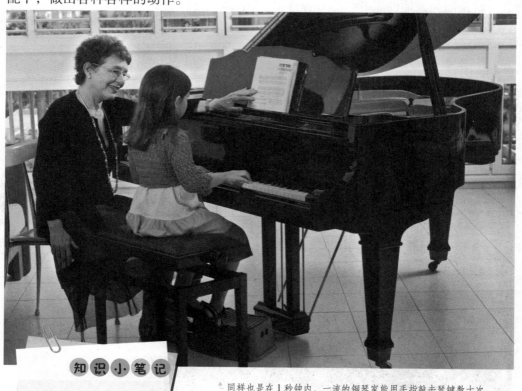

同样也是在 1 秒钟内，一流的钢琴家能用手指敲击琴键数十次。

知·识·小·笔·记

每个人的指纹都是独特的，世界上没有两个同样的指纹，因此警察经常利用留在物品上的指纹来破案。

很多动作

手是人体中最灵巧的部位，例如在 1 秒钟内，我们的手掌可以快速翻动好多次。

坚硬的指甲

就像皮肤和毛发一样，指甲也是由角蛋白形成的，因此非常坚硬。指甲是从指甲根里长出来的，像毛发一样，它本身是没有生命的，所以，当我们剪指甲时不会感到疼痛。

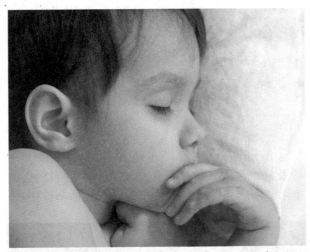

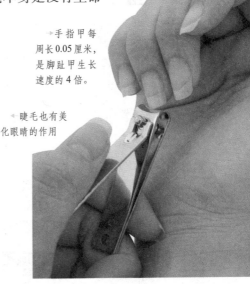

手指甲每周长 0.05 厘米，是脚趾甲生长速度的 4 倍。

睫毛也有美化眼睛的作用

从双脚看健康

人类祖先主要靠毛发保暖，我们靠衣服保暖。毛发还有其他功能。头上的毛发保护我们的头部免受日晒，眼睫毛可以避免汗水滴进眼睛里。另外，毛发还可以防止污物或灰尘进入皮肤。

双脚的秘密

我们的每一只脚都是由 26 块骨头组成的，其上附着了 107 条韧带和 19 条肌肉，以及大量的神经和血管等，这些不同的组织合理地分布着，使我们能在站立的时候保持平衡。

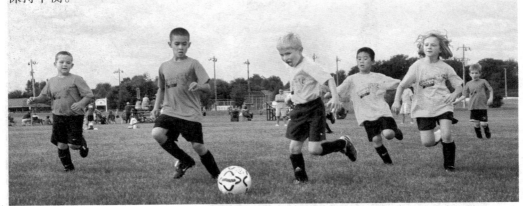

双脚在体育比赛中的许多项目都非常重要，尤其是踢足球，双脚发力起步多达万次。

调节系统——内分泌系统

大脑从总体上控制着人的身体。它使用两套不同的系统向身体传递信息——神经系统和内分泌系统。内分泌系统是机体的重要调节系统，它与神经系统相辅相成，共同调节机体的生长发育和各种代谢，维持体内环境的稳定，并影响行为和控制生殖等。

什么是内分泌系统

内分泌系统是指一群特殊化的细胞组成的内分泌腺。它们包括垂体、甲状腺、甲状旁腺、肾上腺、性腺、胰岛、胸腺及松果体等。这些腺体分泌高效能的有机化学物质——激素，经过血液循环而传递化学信息到各个器官，起到兴奋或抑制作用。

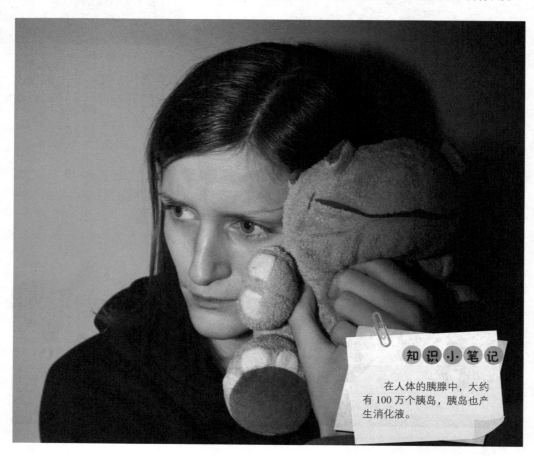

知识小·笔记

在人体的胰腺中，大约有 100 万个胰岛，胰岛也产生消化液。

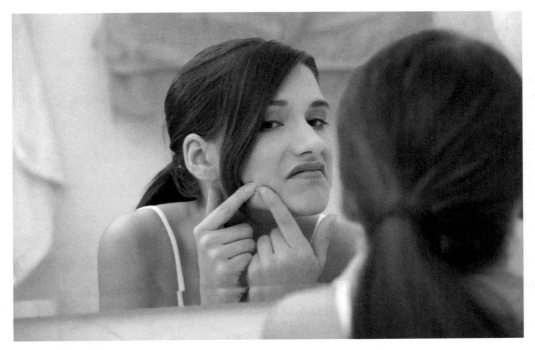

▲ 人体的内分泌会随年龄的增长而失调，有的人会因此在脸上长痘痘。

内分泌中心

在人的大脑底部，有一颗像豌豆那样大小的腺体——脑垂体，重量只有 0.5~1 克，约为人体的 1/5 000，但它却是人体内分泌的中心，负责分泌生长激素和一些其他激素。

内分泌失调

任何一种内分泌细胞的功能失常，都会导致一种激素分泌过多或缺乏，从而引起各种疾病，使身体不能进行正常的生长、发育、生殖，不能进行正常的新陈代谢活动。

胰

胰又称"胰腺"，胰腺是一个细细的三角状的腺体，长约 1.5 厘米，淡红色。它能分泌胰岛素和高血糖素等，有调节糖代谢的作用。胰岛素是在细胞团里产生的，这种细胞团称为"胰岛"。

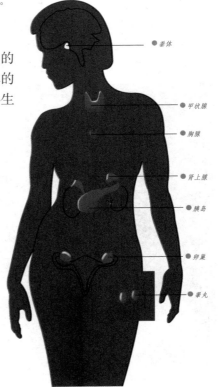

▶人体主要内分泌腺体

● 垂体

● 甲状腺

● 胸腺

● 肾上腺

● 胰岛

● 卵巢

● 睾丸

化学信息——激素

人为什么会长高？为什么会紧张？这是因为我们身体里有激素的原因。身体里的激素由特定的细胞产生，并具有不同的作用，对我们的身体来说，它们非常重要，无论是缺少了激素，还是增加了激素，都不是一个好消息。

什么是激素

　　激素也称为"荷尔蒙"，它是由我们身体中许多内分泌腺制造出来的。人体内的激素有20多种，每一种激素都会影响其他的身体部位。例如肾上腺素，它来自肾上腺，使你的心脏跳动，并在紧急情况时做好反应的准备。

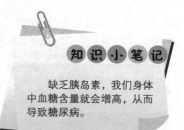

知 识 小 笔 记

　　缺乏胰岛素，我们身体中血糖含量就会增高，从而导致糖尿病。

激素的作用

　　你知道吗？受到激素影响的器官称为"靶器官"。激素能够调节靶器官的生理过程节奏，可以将其打开或者关闭。人体各种激素对身体不同部位起着不同的作用。比如，甲状腺激素分泌过多就会出现甲亢，垂体产生激素过少，就会出现侏儒症。

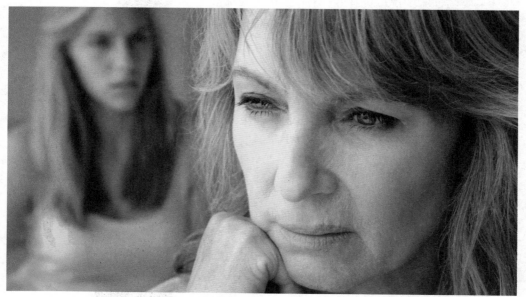

激素一旦失衡，身体便会出现病变。一个人是否能达致身心健康，激素具有举足轻重的地位。

产生激素的腺体——内分泌腺

产生激素的腺体就是内分泌腺。内分泌腺是人体内一些无输出导管的腺体,其分泌物均由腺细胞释放,并渗入血液或淋巴,以此来传遍全身,对机体各器官的生长发育、机能活动、新陈代谢起着十分复杂和重要的调节作用。

分散到各处

人体内有许多内分泌腺分散到各处。有些内分泌腺单独组成一个器官,如脑垂体、甲状腺、胸腺、松果体和肾上腺等。另一些内分泌腺存在于其他器官内,如胰腺内的胰岛、卵巢内的黄体等。

胸腺

胸腺是一个淋巴器官兼有内分泌功能。胸腺恰好在我们心脏的前面。在和疾病做斗争中,它非常重要,因为它能使白细胞辨认出入侵的细菌,并帮助它消灭细菌。

扁桃腺

咽喉是通往身体内部的大门,在这里有两个扁圆形的腺体,它们就是扁桃腺。扁桃腺发炎有时会连带发生别的疾病,所以我们要注意对它的保护。要经常锻炼身体,增强身体的抵抗力,尽量避免过度疲劳,留心气候变化,并随时添减衣服。

知识小笔记

内分泌腺的结构特点是腺细胞排列成索状、团状或围成泡状,没有排送分泌物的导管,但是毛细血管丰富。

→胸腺位于胸骨后面,紧靠心脏,呈灰赤色,扁平椭圆形,分左、右两叶,由淋巴组织构成。青春期前发育良好,青春期后逐渐退化,为脂肪组织所代替。

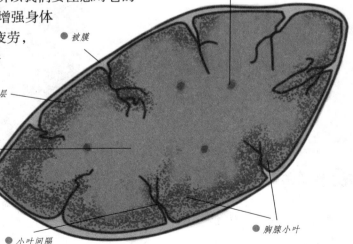

- 胸腺小体
- 被膜
- 皮层
- 髓质
- 小叶间隔
- 胸腺小叶

"灵魂所在之地"——松果体

在 我们头部正中的深处，有一个豌豆大小的东西，形状很像松子，所以它被称为松果体。长期以来，人们一直搞不清这个小不点儿的腺体究竟有什么作用，所以就笼统地称它为"灵魂所在之地"。

第三只眼

在 20 世纪初，瑞典科学家发现动物的松果体内，竟然具有对光敏感的结构，于是，人们称松果体为"第三只眼"，现在科学家已经知道，松果体分泌出的激素能影响人体的许多功能。

奇怪的脑砂

松果体有改变肤色、调节体温、影响生殖等功能。令人惊奇的是，松果体有一些含钙、镁、磷、铁的晶体颗粒，这些有机质被称为"脑砂"。但这些奇怪的脑砂起什么作用，至今尚不清楚。

→从这张人的头部解剖模型图中，我们可以看到，松果体在人的大脑中只占了很小的一部分，如果不仔细辨认就无法看见。

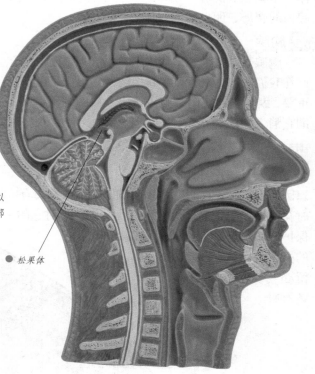

● 松果体

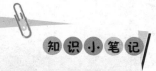

知 识 小 笔 记

脑砂位于松果体内，是松果体细胞分泌物钙化而成的同心圆结构。

褪黑激素

松果体是一个活跃的内分泌器官，主要分泌褪黑激素。褪黑激素是松果体的特殊激素，它在松果体细胞内合成并释放，能抑制腺垂体促性腺激素的释放，可以防止性早熟。如果在儿童时期松果体遭到破坏，就会出现性早熟。

最重要的腺——垂体

垂体是人体最重要的内分泌腺,分前叶和后叶两部分。它分泌多种激素,如生长激素、催产素等,还能够贮藏下丘脑分泌的抗利尿激素。这些激素对代谢、生长、发育和生殖等有重要作用。

最主要的腺

人的脑垂体大约有一颗豌豆大小,它依靠一根短垂体柄倒挂在颅底,是我们体内最主要的内分泌腺。它所产生的 11 种激素中有 5 种用来控制其他腺的活动。大脑垂体腺又由位于颅底的下丘脑控制。

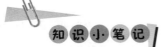

知识·小·笔记

腺垂体细胞分泌的激素主要有 7 种:生长激素、催乳素、促甲状腺激素、促性腺激素(黄体生成素和卵泡刺激素)、促肾上腺皮质激素和黑色细胞刺激素。

长得更快

脑垂体腺产生控制生长的激素。人体在夜间长得更快,因为在睡觉的时候,血液中释放出更多的激素。如果体内产生过多的生长素,那么这个人就会长得比一般人高。

病变

垂体产生生长激素过少,就会出现侏儒症,到成人时身高不足 130 厘米。如垂体功能低下,就会影响甲状腺、性腺、肾上腺,出现生长发育受阻,体力差,智力差。

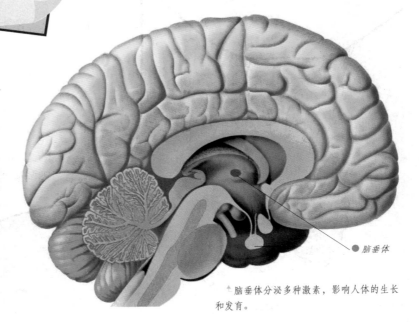

● 脑垂体

脑垂体分泌多种激素,影响人体的生长和发育。

最大的腺——甲状腺

甲 状腺虽然只有 20 ～ 25 克重,但却是内分泌腺家族中最大的成员。它位于气管上端的两侧,呈"H"形。甲状腺的主要功能是促进代谢过程,使人体正常生长和发育,提高神经系统的兴奋性。

甲状腺激素

甲状腺激素就是由我们喉咙前方的甲状腺产生的,它有很多作用,比如加快新陈代谢、促使身体发育、提高神经兴奋等,如果甲状腺激素缺乏或过多,都会对身体造成伤害。

组成

甲状腺由许多大小不等的滤泡组成。滤泡壁为单层立方上皮细胞,它们是腺体的分泌细胞。泡腔有胶状物,为腺体细胞分泌的贮存物。滤泡之间有丰富的毛细血管和少量结缔组织。

> **知 识 小 笔 记**
>
> 儿童在生长时期甲状腺功能减退就会患呆小症,主要症状为发育不全,智力迟钝,身体矮小。

甲状旁腺

在甲状腺附近,有一些很小的内分泌腺体,这就是甲状旁腺。大多数人是 4 个甲状旁腺,总重量约 100 毫克。甲状旁腺素的正常分泌可以使血液中钙与磷保持适宜的比例。

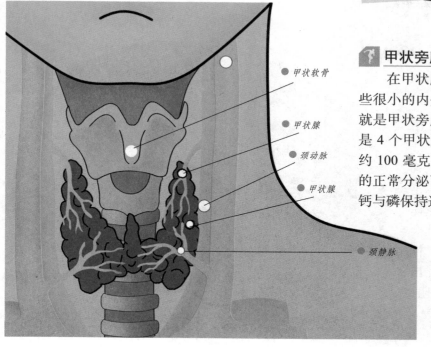

甲状软骨
甲状腺
颈动脉
甲状腺
颈静脉

◀ 甲状腺示意图

肾脏的"帽子"——肾上腺

在 人的左右肾脏上,有两个像帽子一样地盖着的内分泌腺体,这就
是肾上腺。它们的主要功能是调节人体代谢、维持血压。

皮质和髓质

肾上腺在肾脏上方左右各一。肾上腺分为皮质和髓质两部分,周围部分是皮质,占大部分;内部是髓质,占小部分。皮质和髓质在发生、结构与功能上均不相同,实际上是两种内分泌腺。

功能

肾上腺皮质分泌的性激素可促进性成熟;肾上腺髓质分泌两种激素:肾上腺素和去甲肾上腺素,肾上腺髓质最重要的作用,是在紧急情况时,通过交感神经为机体创造逃走或准备斗争的体内条件。

> **知识小笔记**
>
> 大多数激素连续数小时或数日缓慢地工作,但肾上腺素每秒钟都在活动。

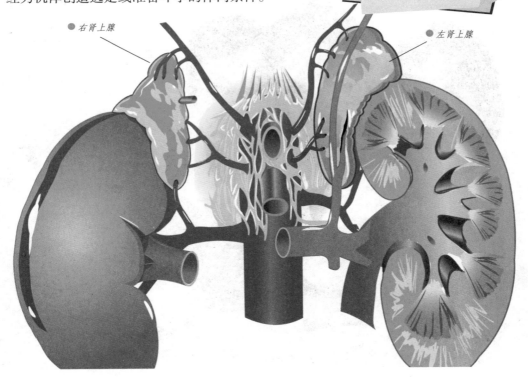

● 右肾上腺

● 左肾上腺

⬆ 肾上腺素能使心肌收缩力加强、兴奋性增高,传导加速,心脏输出量增多。

营养汲取器——消化系统

生命离不开饮食营养,饮食离不开消化,每天我们都在摄取各种有能量的物质,也在不断地排出体内的垃圾废物,完成周而复始的新陈代谢。消化与吸收是人体补充能量的过程,同时也是完成身体内外平衡的过程。

消化和吸收

食物在消化管内被分解成结构简单、可被吸收的小分子物质的过程就称为消化。这种小分子物质透过消化管黏膜上皮细胞进入血液和淋巴液的过程就是吸收。对于没被吸收的残渣部分,消化系统会通过大肠以粪便形式排出体外。

人必须依靠食物来获得能量,完成本身对能量的需求和与外界活动所需要的能量。

知识小笔记

人体有 5 个消化腺:唾液腺、胃腺、肝脏、胰脏、肠腺。

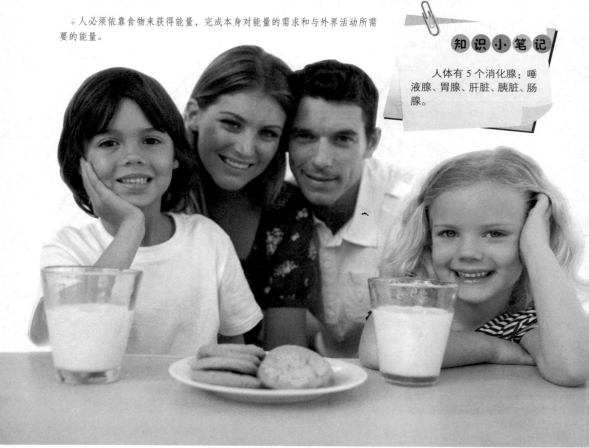

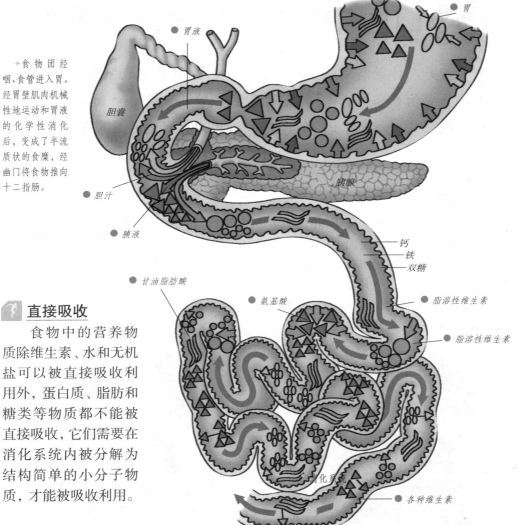

食物团经咽、食管进入胃。经胃壁肌肉机械性地运动和胃液的化学性消化后，变成了半流质状的食糜，经幽门将食物推向十二指肠。

胃液

胆囊

胆汁

胰液

胃

胰腺

钙
铁
双糖

脂溶性维生素

脂溶性维生素

甘油脂肪酸

氨基酸

各种维生素

消化系统

直接吸收

食物中的营养物质除维生素、水和无机盐可以被直接吸收利用外，蛋白质、脂肪和糖类等物质都不能被直接吸收，它们需要在消化系统内被分解为结构简单的小分子物质，才能被吸收利用。

组成部分

消化系统像一个食品加工厂，有序地补充着生命体的能量需求。它由消化道和消化腺两部分组成。人体摄取的能量物质，经过消化道和消化腺后变成了自己本身的能量。

消化道

消化道是一条起自口腔延续为咽、食道、胃、大肠、小肠，终于肛门的很长的肌性管道。包括口腔、咽、食管、胃、小肠（十二指肠、空肠、回肠）和大肠（盲肠、结肠、直肠）等。

口腔中的白色钻石——牙齿

牙齿是人体最坚硬的组织,位于口腔内。牙齿能切割和磨碎食物,使食物更容易消化,如果没有牙齿,我们消化一块面包的时间就要延长到一天,由此可见,健康有力的牙齿对我们的健康是多么的重要。

牙齿的类型

牙齿有三类:门牙、犬牙和臼齿。门牙是最醒目的牙齿,长在口腔的正前面,在一排牙齿的中心,它具有切割力,能把食物切断;门牙两边有一对尖利的牙齿,就是犬牙。犬牙用来撕裂柔韧性很强的食物;臼齿在口腔的最里面。大多数成人有 28 颗牙齿,有些人长出智齿后,总共 32 颗。

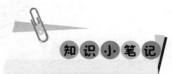

知 识 · 小 · 笔 记

智齿俗称智慧齿,是口腔中最靠近喉咙的牙齿,如果全部生长出来一共有4颗。

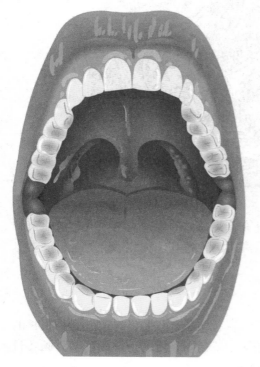
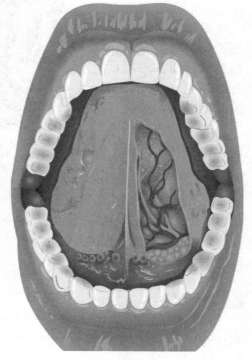

⬆ 口腔中的牙齿

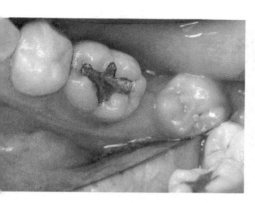

蛀牙主要是由于不注意牙齿卫生，使得细菌繁殖过多，破坏牙床结构引起的。

蛀牙

当食物的残渣长时间粘在牙齿上时，里面的病菌就会对食物残渣进行分解，产生出酸性物质，慢慢地把牙齿腐蚀出一个个小洞，就形成了蛀牙。

牙齿的构造

牙齿由牙釉质、牙本质和牙骨质三层硬组织以及最里面的牙髓软组织构成。表层是牙釉质，是人体最坚硬的物质。牙的中央有牙髓腔，腔内充满牙髓，并有丰富的血管和神经。

牙痛

牙齿虽然很坚硬，但也会被一些腐蚀性物质腐蚀，当牙齿的珐琅质被腐蚀以后，内部的牙髓就暴露出来，当牙髓上的神经受到刺激的时候，就会牙疼，所以平时要注意保护牙齿。

乳牙和恒牙

人的一生中，共有两副牙齿：乳牙和恒牙。乳牙是在出生半岁左右萌出，两岁半后出齐，20 颗左右；到 7 岁以后，乳牙逐渐脱落，被恒牙所代替。

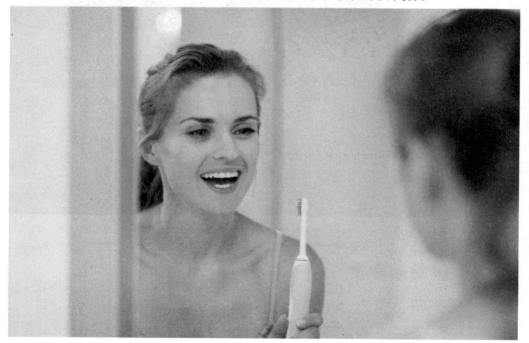

勤刷牙可以预防口腔疾病的发生。

健康卫士——神奇的唾液

在 我们进食的时候，唾液就随之被分泌出来，有了它的参与，食物被湿润变软，更容易被消化。即使在平时，口腔也少不了唾液的润滑，如果没有唾液，口干舌燥的嘴巴不仅无法吞咽食物，就连说话都会有困难。

唾液的成分

唾液看上去没有颜色，也没有气味，但它里面含有淀粉酶、蛋白质和无机盐等各种物质。淀粉酶是一种消化酶，具有把淀粉分解成糖分的作用。

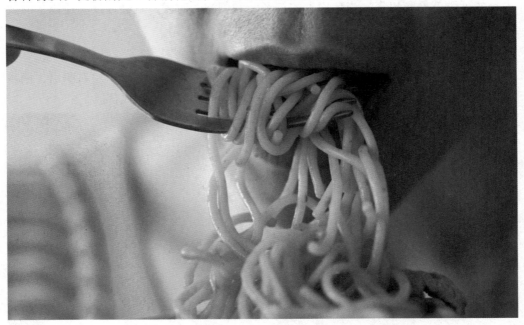

▲ 食物被送进嘴里，牙齿把食物切成小块，在咀嚼过程中，腺体分泌唾液，把食物团成糜状并进行初步消化。

知·识·小·笔·记

人体有3对能分泌唾液的腺体：腮腺、颌下腺和舌下腺。

流口水

当你突然闻到美味佳肴的香味，或者想起喜欢吃的食物，嘴里就会自然地分泌出一股股唾液，这就是我们常说的口水。另外，当口腔卫生不良或者患其他疾病时，睡眠时也会流口水。

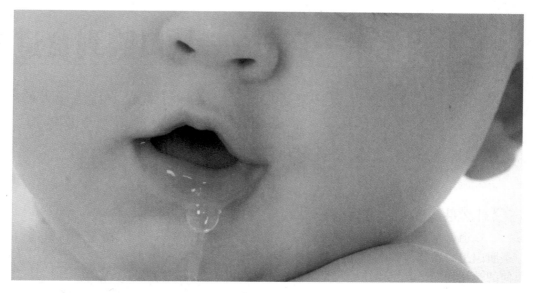

▲ 小朋友流口水

一千克唾液

一个人每天要分泌 1 千克的唾液，而在吃饭的时候分泌的唾液要比平时多，这 1 千克唾液大部分会被我们咽到肚子里，只有很少一部分会被消耗掉。

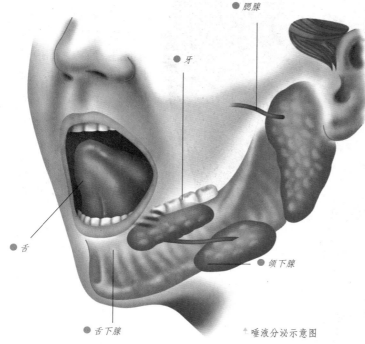

● 腮腺

● 牙

● 舌

● 舌下腺

● 颌下腺

▲ 唾液分泌示意图

唾液腺

唾液主要由唾液腺分泌。人体有多个唾液腺，小唾液腺分布在口腔各部黏膜中，有唇、颊、舌、腭四种腺体，大唾液腺有腮腺、舌下腺和下颌下腺。

腮腺炎

当腮腺受腮腺炎病毒感染时可引起腮腺炎，患者腮腺肿胀、疼痛，唾液分泌减少。这种病容易传染，主要由患者唾液飞沫传播。

消化第一环节——从口腔到食道

食道是人们饮食的"第一通道"，它没有显赫的位置，也没有多大的分量，结构也不十分复杂，却担负着输送食物、水分的重要任务，它从不懈怠，从不疲倦，总是默默无闻地工作着。

什么是食管

食道就是将食物送入胃中的管道。它是由一条肌肉组成，连接咽喉和胃。食道本身并没有任何的消化作用，其主要功能只是将食物从咽喉传送到胃中。

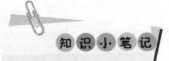

知·识·小·笔·记

据粗略计算，人一生中至少要有 20 多吨食物、饮料，通过这条约 40 厘米的管道被送进胃中。

推入胃中

当食物到了食道，食道就像蠕虫那样缓慢蠕动起来，把食物朝胃部方向推进，所以，即使躺着喝水和吃东西，也一样可以把食物送到胃里。

防止胃酸倒流

我们的胃里存在着一种叫胃酸的物质，由于食道与胃紧密相连，为了防止胃酸逆流，食道最尾端与胃相接处的括约肌就担当起守卫的作用。

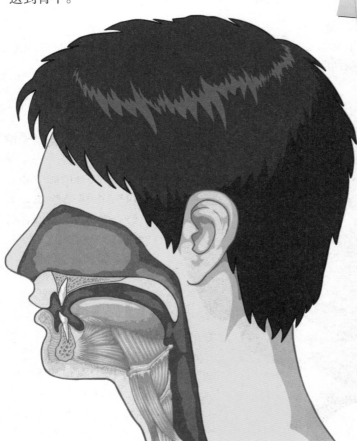

◀食道示意图

咀嚼

咀嚼是咀嚼肌群依次收缩所组成的复杂的反射性活动。咀嚼肌的收缩使下颌向上下、左右及前方运动，这样，上下牙相互接触，将大块的食物切割、磨碎。

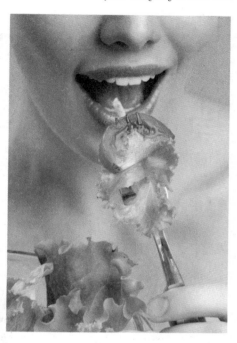

牙齿帮助我们嚼碎食物。

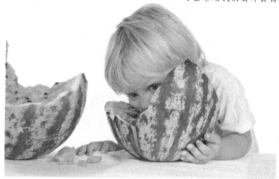

狼吞虎咽地吃东西可不是个好习惯。

吞咽

吞咽是指食物经咀嚼而形成的食团由口腔运送入胃的整个过程。吞咽是一系列连续的反射动作，是由于食团相继刺激了软腭、咽部和食道等处的感受器，传入冲动通过延髓中枢，再向咽、喉、食道等处发出传出冲动而引起的。

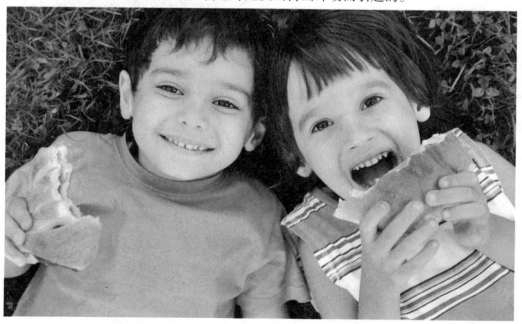

对小朋友来说，最好还是不要躺着吃东西。

食物搅拌器——胃

当 食物被嚼碎以后，它就会从咽喉进入食道，然后再从食道推入胃里。胃是消化系统的一个重要的器官，它像一个食物搅拌器一样，捣碎我们吃进胃里的食物。

胃的容量

胃的容量有限，成年人可以装下 1~2 升食物。儿童的身体发育迅速，但是胃肠发育还不够成熟，消化能力也不强，胃的容量只有 250 毫升左右。

知·识·小·笔·记

胃的内壁是相当厚实的肌肉，能够收缩以搅拌食物，进一步粉碎和贮存食物。

搅拌作用

食道送来的食物要在胃里进行一段时间的储存，这时，胃就会分泌一些消化液，然后有节奏地蠕动，对食物进行搅拌，食物在获得了进一步地消化后，然后被送入十二指肠。

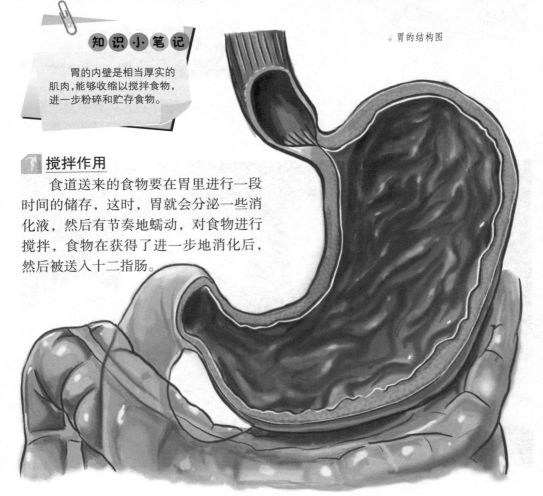

← 胃的结构图

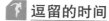

逗留的时间

一顿饭需要 3 天的时间才能穿过消化系统，在胃里的逗留时间大约为 3 小时。胃是一个有弹性的肌肉袋，如果将它装满，可以装十来杯液体。

胃液

胃能分泌出许多胃液，胃液是腐蚀性很强的消化液，在这里许多食物都可以被初步消化，而食物中含有的淀粉则会被分解掉，胃液甚至可以腐蚀铁质物品。

◀ 儿童阶段是人体一生中生长发育最快的时期，但是儿童的脾胃因为消化液分泌不足，所以消化功能弱。

暴饮暴食的害处

食物需要胃的不停蠕动来消化，如果暴饮暴食，一顿吃得太多，胃胀得很大，胃壁绷得很紧，蠕动就变得困难，消化能力自然大大减弱，使胃部长时间感到胀痛。

▶ 美味的食物虽然诱人，但不能多吃，否则胃会感到难受。

弯弯曲曲的肠——小肠和大肠

一般来说，人体内的肠子长约7米，是身长的4.5倍。在这个弯弯曲曲的消化管道里，食物中所有的营养物质都被吸收掉，而不能利用的部分则被排出体外。

小肠

小肠是一个长约5米的卷曲的管状器官，是消化管中最长的一段。它可分为3个区域：即十二指肠、空肠和回肠。刚被消化的食物微粒通过你的小肠进入血液，并由血液带到你的全身。

大肠

大肠的管道较粗，约1.5米长，上端与小肠相连。大肠由盲肠、结肠和直肠三部分组成。直肠比结肠短，用于贮存粪便，它的出口就是消化道的终点——肛门，食物的残渣从这里排出体外。

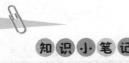

知识小笔记

肠道是人体最大的免疫器官，有近一半的免疫细胞附着在肠道，产生人体80%的抗体。

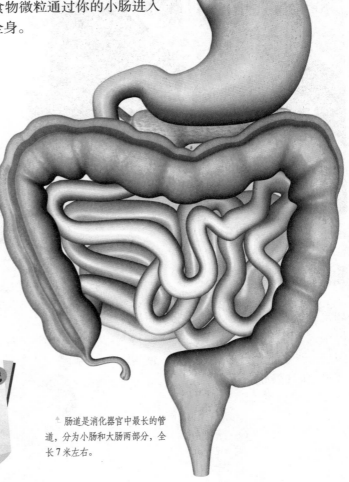

↑ 肠道是消化器官中最长的管道，分为小肠和大肠两部分，全长7米左右。

小肠内的微生物

　　小肠内还有许多微生物，这些微生物可以分解一些人体不能分解的蛋白质和纤维素，使人体能够从被分解的物质中吸收营养物质。

十二指肠

　　十二指肠是和胃相连接的一段消化道，它的长度大约有 12 个指头并起来那么长，所以被称为十二指肠，它能阻止食物重新流回胃里。

→肠道健康很重要

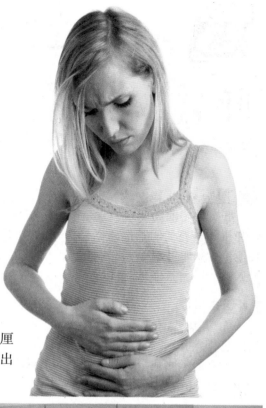

肛门

　　肛门紧接直肠，它的长度只有大约 4 厘米，消化后剩余的固体残渣就从肛门里排出体外，完成食物消化的全过程。

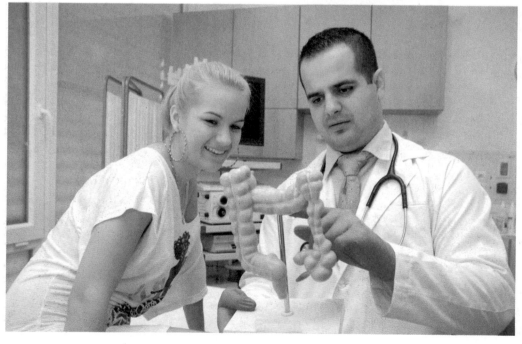

人体化工厂——肝脏

肝脏是我们身体里最大的器官之一，我们身体需要的许多蛋白质都是在肝脏里合成的，而有一些物质在肝脏里被转化成废物排泄出去，肝脏就像我们身体里的一个化工厂一样，日夜不停地工作着。

"解毒器"

肝脏的主要功能之一就是解毒。它是人体最大最重要的"解毒器"，它对来自体外和机体自身代谢产生的毒素具有强大的防御及解毒功能。能够化解细菌、酒精和其他毒素。如果这个"解毒器"出了问题，人体的毒素就会通过血液输送到全身，毒害人体。

伤害肝脏

你知道吗？肝脏可以把酒中有害的酒精变成无害的二氧化碳和水。但是，如果饮酒过量，肝脏就无法分解过多的酒精成分，最终就会对肝脏造成伤害。

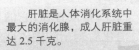

知识·小·笔记

肝脏是人体消化系统中最大的消化腺，成人肝脏重达 2.5 千克。

过多饮酒会给肝脏造成负担，导致肝脏疾病。

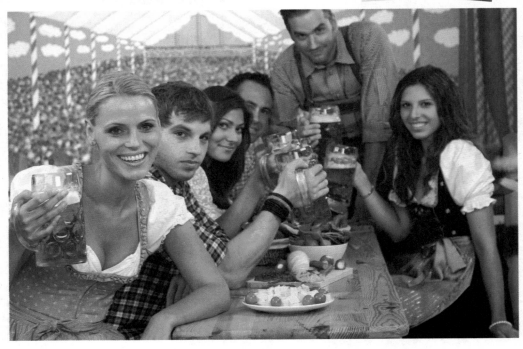

贮存胆汁——胆囊

胆 囊位于肝脏的下方，它是存储和浓缩肝脏产生的用于消化脂肪的液体——胆汁。进食时，胆囊收缩，使胆汁经胆囊和胆总管排出，进入十二指肠，协助消化和吸收脂肪，如果没有胆汁，脂肪不能被利用。

胆汁

在柔软有弹性的胆囊里，贮存着棕绿色的胆汁，胆汁含有来自肝脏的分泌物，以及已破坏的血球，胆汁中的胆盐会将脂肪乳化成微滴。

胆量变小

正常胆囊长 8~12 厘米，宽 3~5 厘米。有人说胆与胆量有关，胆切除后，胆量就会变小，其实，这完全是没有科学依据的。

科学进餐

在夜晚，肝脏活动减弱，所以临睡前不要吃得太多，否则会使肝脏负担加重，对健康不利。在白天，如果进餐的间隔时间太长，就会使胆汁停止在胆囊内，容易使人患胆囊炎或胆结石。

知识小笔记

肝产生的胆汁排出时，一般先在胆囊内贮存，胆囊腔的容积为 40 ~ 70 毫升。

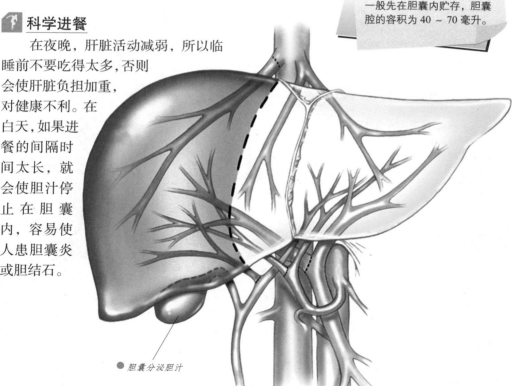

● 胆囊分泌胆汁

生命之本——呼吸系统

呼 吸系统是呼吸器官的总称，由呼吸道和肺两部分组成。呼吸系统通过气体交换和血液循环，将氧气运送到各个器官，维持人体新陈代谢的需要。

构成

呼吸系统包括呼吸道（鼻、咽、喉、气管、支气管）和肺。呼吸器官的共同特点是壁薄，面积大，湿润，分布着丰富的毛细血管。进入呼吸器官的血管含少氧血，离开呼吸器官的血管含多氧血。

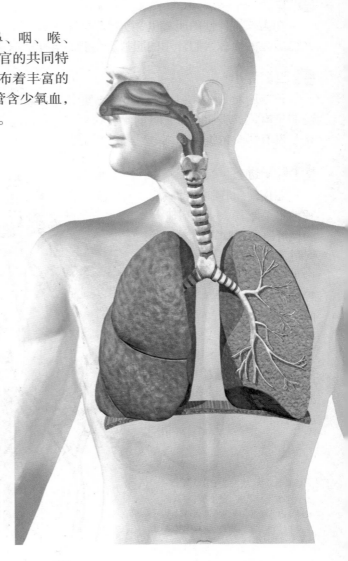

▶呼吸系统

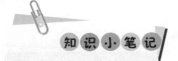

知 识 小 笔 记

呼吸过程不仅依靠呼吸系统来完成，还需要血液循环系统的配合。

呼吸过程

空气通过我们的鼻孔进入，然后下到气管，再下到支气管，最后进入肺部。支气管又可分为许多更小的管，在其末梢有一些肺泡，肺泡上有一层毛细血管。氧从肺泡渗进血液中，再输送到周身的细胞里。

肺

肺是非常复杂的器官，它是呼吸系统的主要器官，也是气体交换的场所。它位于胸中，上通喉咙，左右各一，在人体脏腑中位置最高。

呼吸道

呼吸道是气体进出肺的通道，由鼻、咽、喉、气管和支气管组成。呼吸道是由骨或软骨作支架。呼吸道的主要作用是保证气体顺畅通过，对吸入气体进行处理。

呼吸

机体与外界环境之间的气体交换过程，称为呼吸。通过呼吸，机体从空气中摄取新陈代谢所需要的氧气，排出所产生的二氧化碳，因此，呼吸是维持机体新陈代谢和其他功能活动所必需的基本生理过程之一。一旦呼吸停止，生命也将终止。

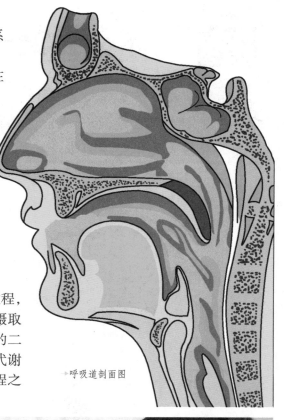

呼吸道剖面图

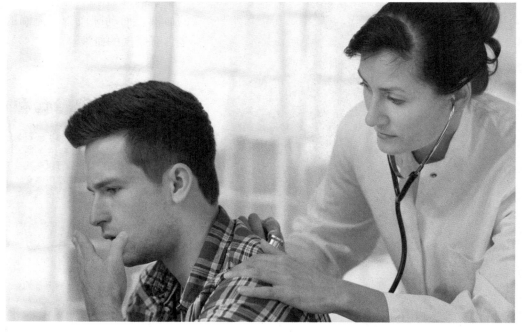

气体交换站——肺

我们每天都要吸入大量的新鲜空气，呼出大量的废气，这样我们的身体才能运转，而呼吸能够进行，都是因为肺运动的原因，肺作为我们身体里气体交换的唯一场所，是非常重要的器官。

支气管树

肺里密布着由支气管组成的树状空气通道，首先，气管分成两条支气管，进入左右肺，之后每条支气管继续分支，形成成千上万条细微的小支气管，最小的甚至比头发丝还要细。

不一样的静脉和动脉

在肺里也有动脉和静脉血管，但是它和身体其他部分的静脉和动脉血管正好相反，在这里，静脉血管里是富含氧气的血液，而动脉血管里流淌的是含有废气的血液。

知 识 小 笔 记

一个成年人的肺扩展到最大的时候可以容纳大约4.5升的空气，并且可以在几秒钟的时间里就完成气体交换，而肺每天吸入的空气有上万升。

◄支气管组成的树状空气通道

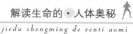

生命的标志——呼吸

呼吸是我们每时每刻都在进行的动作,这与肺的运动有很大的关系。当肺扩张自己的体积的时候,外界的空气就会通过器官进入;气体交换完成以后,肺开始收缩,把这些废气挤出去。

吸气

为了吸气,我们的肋骨必需向上和向外运动,我们肺下的肌肉变平。当它们扩张时,肺就会把空气中人体必需的气体——氧气吸入气管。

呼气

当我们呼气时,肌肉就会放松,肋骨就得向下或向里移动,肺下的肌肉向上弯曲。废气——二氧化碳就会从肺的细小气管里被排出。

深呼吸

我们可以不时地做深呼吸运动,这样就可以锻炼肺部的呼吸能力,增强肺的活力,而且还可以向身体提供充足的氧气。

➤深呼吸能较多地吸进氧气,吐出二氧化碳,使血液循环得以加强,对于解除疲惫,放松情绪,都是有益的。

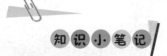

知识·小笔记

一个短跑运动员每分钟呼吸的空气总量为70升,是一个婴儿的140倍。

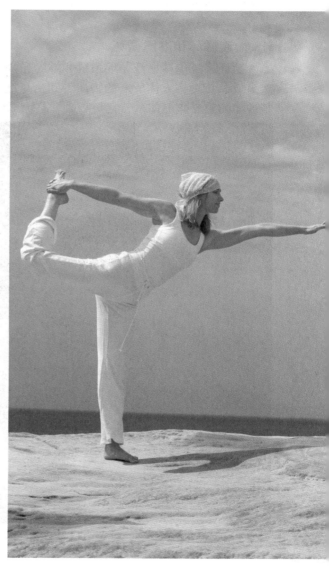

运输工具——循环系统

循环系统是人体内的运输系统,它将吸收的营养物质和氧输送到各组织器官,并将代谢产物通过同样的途径输入血液,经肺、肾等排出。它还输送热量到身体各部以保持体温,输送激素到靶器官以调节其功能。

血液循环和淋巴循环

循环系统包括血液循环系统和淋巴循环系统。血液循环系统由心脏、血管和血液组成,负责将人体所需的物质带到全身细胞内并将废弃物排出细胞外;淋巴系统是人体的重要防卫体系,它与心血管系统密切相关。

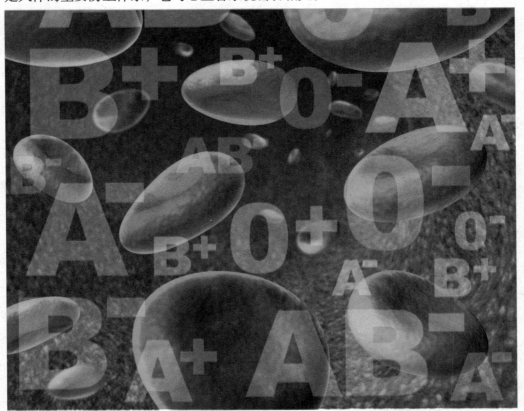

一个健康成人体内大约有5千克血液,这些血液在我们的身体里来回往复循环,它们在我们的身体里循环一次大约需要3分钟的时间。

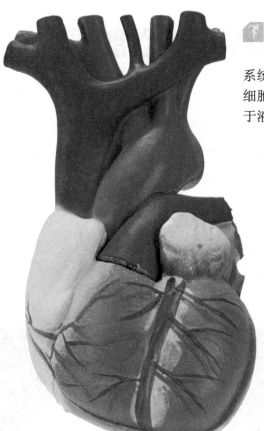

淋巴系统

像遍布全身的血液循环系统一样，淋巴系统也是一个网状的液体系统。它能制造白细胞和抗体，抵御和清除身体里的病菌，对于液体和养分在体内的分配也有重要作用。

血液与心脏

血液与心脏是新陈代谢的基础，并保持了人体平衡。血液始终在运动，与外界进行气体和能量的交换。而血液循环是通过一个"泵"启动的，这个"泵"就是我们的心脏。心脏每一秒都在我们的胸腔里跳动，把血液输送到全身各处。

血液的作用

血液一刻不停地在血管里流动，把氧气输送到身体的每一个部位，然后再把废气排出体外。在流动过程中，血液会把一些废物分解掉，然后送到排泄系统中，使废物排泄到身体外面，以维护身体健康。

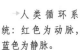

知 识 · 小 · 笔 记

血液循环理论是英国生理学家威廉·哈维于17世纪提出的。

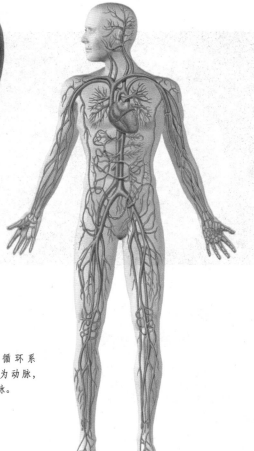

→人类循环系统：红色为动脉，蓝色为静脉。

人体里的"泵"——心脏

血液循环是通过心脏启动的。心脏像一个水泵,日夜不停地、有节律地搏动着。它位于胸中部的两肺之间,大小相当于一个人的拳头。心脏是人体的一个重要器官,主要负责向全身输送血液。如果它停止了跳动,也就意味着一个生命的结束。

心脏的结构

心脏分为两个部分:左心和右心。它们互相紧紧地连接在一起,各自又分成两个空腔:上部是心房,下部是心室,血液就是在这里循环的。血液先进入心房,再来到心室,然后流入别的脉管。

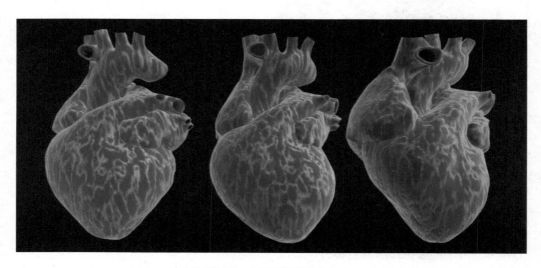

⬆ 心脏不停地跳,为血液循环提供动力。

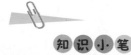

左右心房和心室相互隔开,每一边的房和室之间有像门一样的瓣膜,控制血液向一个方向流动。

左心和右心

左心和右心有节奏地跳动着。它们是输送血液的"泵",能吸能排。心脏的收缩将血液从脉管吸入心房,而心室又把血液排出,也就是把血液推到别的脉管中去。

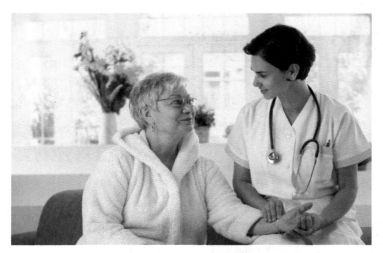

心脏的大小

人的心脏位于胸部偏左侧，一个人的心脏和他（她）自己的拳头大小差不多。每个人的心脏大小可能不一样，心脏的体积过大或者过小，都意味着心脏可能有疾病。

← 医生通过听诊器来检测患者的心脏，然后做出正确的诊断。

心跳

心跳不受大脑控制，它由植物性神经和脑干相连，脑干里的神经中枢控制着心脏的跳动。心脏的跳动速度会受到其他因素的影响，但是这些也是身体调节的结果。

心电图

现在医生们用专门的仪器检测心脏的跳动，并形成心电图，从心电图的变化上可以知道心脏的跳动有没有规律，就是有没有心律不齐的疾病。

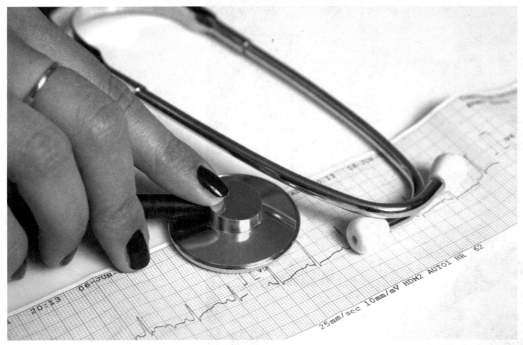

↑ 心电图

忙碌的"运输员"——血液

血液像河流里的水一样,在心脏的动力作用下,一刻不停地进行着循环,运输氧气、二氧化碳、营养素和废物等,也正因为如此,才有了鲜活的生命。人体血液是一种呈红色能流动的结缔组织,它约占人体重量的1/12,成分为血浆及漂浮在血浆里的血细胞。

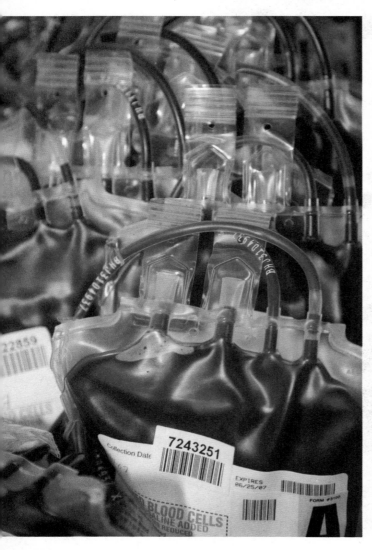

红色的血液

血液是红色的,因为红细胞里含有一种化学物质,称为血红蛋白。血红蛋白吸收肺里的氧,然后将其输送到人体的各个部位。含氧丰富的血液呈鲜红色;含氧量少的血液则呈暗红色。

血液的组成

血液大致上由血浆、红细胞、白细胞和血小板组成,它们都有各自的作用,血浆使血液可以在血管里流动,而当血管出现破裂的时候,血小板能够凝固,阻止血液流出血管。

◄ 血液中含有许多盐类离子可以使血液保持平衡,这样就可以和细胞完成养料和废物交换。

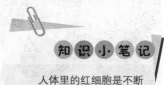

知·识·小·笔·记

人体里的红细胞是不断地产生的,一生中,人体要生产数万亿个红细胞,这些细胞比我们身体还要重得多。

血液特征——血型

你知道吗？血液有 20 多种不同的类型，最基本的血型有四种：A 型、B 型、AB 型和 O 型。血型实际上是红细胞表面的抗原类型。一般来说，一种血型的血液不能和其他类型的血液混合，所以输血前医生总要检查病人的血型。

基因和血型

不同的血型是由我们身体里控制蛋白质生产的基因决定的，基因不一样，血型就不一样。

患者血型	授血者血型	不能输入的血型
A	A、O	B、AB
B	B、O	A、AB
AB	A、B、O、AB	
O	O	A、B、AB

血型相容性图表：O 型血捐赠者可以给 A，B 和 AB 型捐血；A 和 B 型献血者可以给 AB 型捐血。

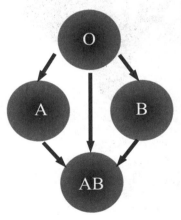

万能血型

O 型血被称为万能血型，因为 O 型血可以用来输给其他血型的人，而且不产生任何抗异反应，如果医生找不到类型相同的血液，那么就会使用 O 型血来抢救病人。不过 O 型血的人只能接受 O 型血液。

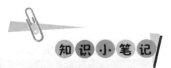

知识·小·笔记

20 世纪初，奥地利医生卡尔·兰德斯坦纳发现了 A、B、O 血型。

稀缺的血型

有极少数的人具有少见的血型，在他们的血液里还存在着其他控制基因，因此具有不同的血型。这些稀少血型的人在平时就要自己捐献血液，存储在血库中，以防不时之需。

血液流动的动力——血压

如果把心脏比作打气筒,而血管就像是车胎,心脏每跳动一次所输送出的血液对血管壁就会产生一定的压力,这个压力就是血压。

正常血压

血压在我们的体内变化不定。维持正常的血压对人体很重要,血压过高,会引起很多疾病,就像自行车会爆胎一样;血压过低,则会引起休克,甚至死亡。

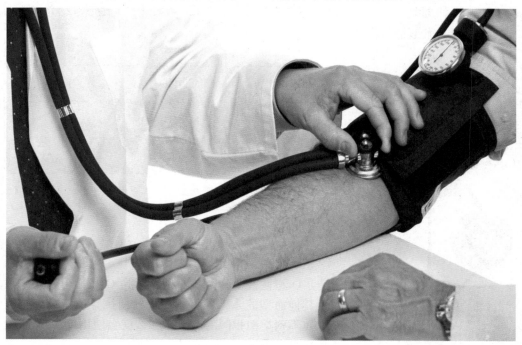

▲ 测量血压

知识小笔记

人体的血液以不同的速度流动,在主动脉内,血液的流动速度为每秒 30 厘米;在毛细血管里,血液的流动速度为每秒 1 厘米。

测量血压

一般来说,有两种血压:收缩压和舒张压。当心脏收缩,左心室便会将血液泵出到主动脉,主动脉压产生最高血压,又称收缩压;接下来,心脏会舒张,血液流入右心房,这个时候压力最低,称为低压或舒张压。

四通八达的交通线——血管

血管是血液流动的管道。血管从心脏开始，由粗到细，由长到短，渐渐变成肉眼看不清的毛细血管，它们好像四通八达的交通线，密如蛛网地分布在我们的全身。

静脉

进入心脏的血管是静脉，它的管壁比较薄，只有很少的肌肉。一些静脉在身体内部，靠近动脉与动脉伴行，像铁路的双行线，各自往相反的方向流。另一些静脉离皮肤很近，平常在胳膊上、腿上看到的"青筋"就是离皮肤近的静脉。

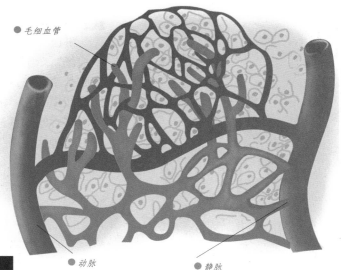

● 毛细血管

● 动脉

● 静脉

▲ 人体血管

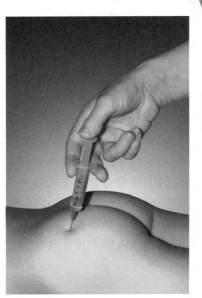

◀ 肌肉注射是将药液通过注射器注入肌肉组织内，以达到治病的目的，方法比静脉用药简单，安全。

知识小笔记

人体主要血管有大动脉、大静脉、颈动脉、颈静脉、肺动脉、肺静脉、冠状动脉、股动脉与股静脉等。

动脉

从心脏出去的血管是动脉。动脉管壁有很强的弹性，还能收缩。大多数动脉都在人体的内部，有少数动脉离皮肤较近。如在手腕、颈部等地方，用手就能摸到，觉得血管在"跳动"。医生常常通过手摸脉搏的"跳动"来判断身体状况。

健康卫士——淋巴系统

淋 巴系统是一个遍布全身的网状液体系统,它与心血管系统密切相关,是人体重要的防卫系统,由输送淋巴液的淋巴管、产生淋巴细胞和生成抗体的淋巴器官组成。它能够抵御侵入我们身体的病毒,担负着保卫身体健康的重要使命。

淋巴结

淋巴结是一个拥有数十亿个白血球的"小型战场"。当因感染时,外来的入侵者和免疫细胞都聚集在这里,淋巴结就会肿大,甚至我们都能摸到它。淋巴结里有很多巨噬细胞,它们能够吞吃那些进入淋巴循环的病毒,并使人体对这种病毒产生免疫能力。

知识小笔记

脾是人体最大的淋巴器官,它能过滤血液,除去衰老的细胞,并能储备多余的血液。

淋巴系统示意图

过滤病毒

在我们体内,毛细血管中的液体会渗透到毛细淋巴管里,这些液体中携带有各种蛋白质和入侵的病毒,在经过淋巴结过滤后重新回到血液中。淋巴结还可以向血管中放出吞噬细胞,清除损坏的细胞,否则损坏的细胞在人体内可能转化为肿瘤,危害身体健康。

扁桃体

扁桃体就是我们腮下的淋巴结，因为我们每天要吃食物，这些食物中可能携带有病毒，而扁桃体就担负起阻止这些病毒的作用，使这些病毒不至于扩散到身体其他地方去。

扁桃体发炎

当一个人因为生病而身体虚弱的时候，扁桃体就会被细菌攻击，从而导致扁桃体发炎，有的人因为扁桃体不断发炎，最后不得不摘除扁桃体，这个时候其他淋巴结就代替扁桃体，阻止病毒入侵身体。

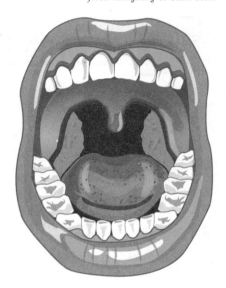

↑ 扁桃体

艾滋病

艾滋病是一种专门攻击淋巴细胞的病毒，而淋巴细胞就是产生病毒抗体的细胞，因此艾滋病很难免疫，目前还没有发现能免疫艾滋病的抗体。

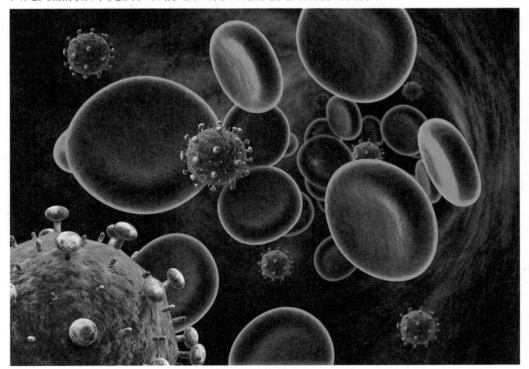

↓ 图中的绿色圆球为艾滋病病毒

生命的卫士——免疫系统

人体免疫系统是生命的卫士,它像一支精密的军队,昼夜不停地保护着我们的健康。在任何一秒内,免疫系统都能调派不计其数和不同职能的免疫"部队"从事复杂的任务,以确保我们的身体免受病菌的入侵。

重要的免疫系统

免疫系统不仅时刻保护我们免受外来入侵物的危害,同时也能预防体内细胞突变引发癌症的威胁。如果没有免疫系统的保护,即使是一粒灰尘就足以让人致命。医学研究显示,人体 90%以上的疾病与免疫系统失调有关。

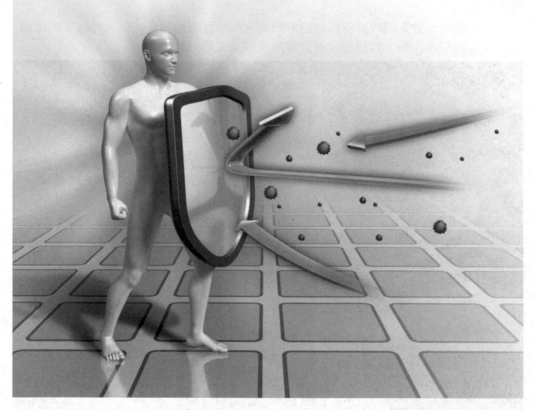

免疫系统是机体防卫病原体入侵最有效的武器,它能发现并清除异物、外来病原微生物等引起内环境波动的因素。免疫系统正常,人体才能健康。

组成

　　免疫系统是人体抵御病菌侵犯最重要的保卫系统。它由免疫器官、免疫细胞和免疫分子组成。免疫器官有骨髓、胸腺、脾脏、淋巴结、扁桃体、小肠集合淋巴结、阑尾等；免疫细胞有淋巴细胞、肥大细胞、血小板等；免疫分子包括免疫球蛋白、干扰素等。

知 识·小 笔 记

　　胸腺是 T 细胞分化和成熟的场所，最终分化为成熟T 细胞，随后释放入血液循环中。

共同协调

　　人体免疫系统的结构非常复杂，它是由人体多个器官共同协调运作。骨髓和胸腺是人体主要的淋巴器官，外围的淋巴器官则包括扁桃体、脾、淋巴结、集合淋巴结与盲肠。这些关卡都是用来防御入侵的毒素及微生物。

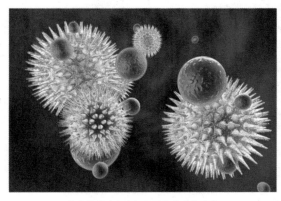

⬆ 人体免疫细胞与入侵的病菌作斗争。

⬆ 免疫系统

人体内的"敌人"——病菌

病菌是导致机体生病的微小生物,长约 1 微米,1 万个细菌排起来约 1 厘米长。它们通过多种途径进入我们的身体,并在身体内繁殖、感染,损害我们的健康。

独特的繁殖方式

细菌的繁殖方式比较奇特,主要是以一分为二的方式繁殖。某些细菌处于不利的环境,或耗尽营养时,形成内生孢子,又称芽孢。这些孢子即使在500 至 1000 年后仍有活力。

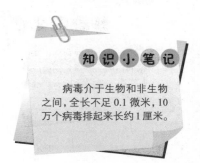

知识小笔记

病毒介于生物和非生物之间,全长不足 0.1 微米,10 万个病毒排起来长约 1 厘米。

微小的细菌细胞

典型的细菌细胞要比动物细胞小 1000 倍左右,只有用电子显微镜才能看清楚。细菌主要由细胞壁、细胞膜、细胞质、核质体等部分构成,有的细菌还有荚膜、鞭毛、菌毛等特殊结构。

↓葡萄球菌

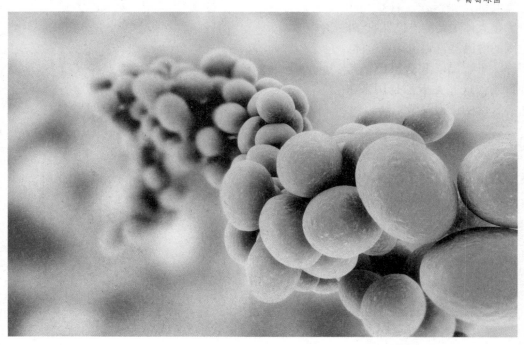

不是细胞的病毒

病毒不是细胞也不是细菌，它们没有完整的细胞结构，个体微小，含有单一核酸。病毒是必须在活细胞内寄生并复制的非细胞型微生物。

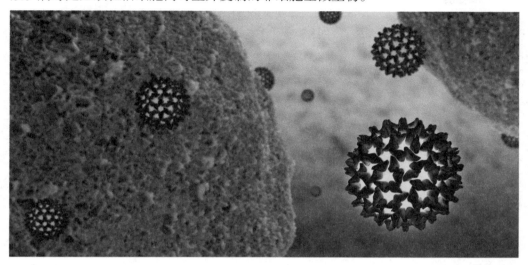

▲ 大肠杆菌噬菌体是人体大肠内的一种细菌，它只能在人的大肠内，若在其他部位，就会导致疾病。

病菌的分类

病菌可以分为细菌和病毒。细菌是较大的病菌，病毒是最小的病菌，比如伤风、流行感冒、麻疹都是由病毒感染引起的。

无孔不入

病菌无孔不入，任何地方都是病菌的栖身之所。每个人的口腔和皮肤都有病菌的影响，如果病菌进入血液，会引起败血症。能使人生病的细菌，如伤寒杆菌、炭疽杆菌等，也叫致病菌或病原菌。

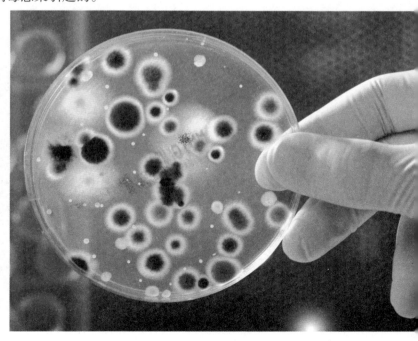

➤细菌的个体非常小，经显微镜的放大，我们可以看到细菌的细胞结构。

预防疾病——免疫和疫苗接种

从出生到12岁这个阶段，每个人都要接受多次的免疫接种，如：注射乙肝疫苗、卡介苗、百白破三联疫苗，口服脊髓灰质炎疫苗等，其目的就是调节人体的免疫功能，预防相应的疾病发生。

先天免疫

先天免疫是人类在长期的进化过程中，逐渐建立起来的一系列防御功能。其特点是生来就有，并能遗传，对各种微生物均有一定程度的防御能力，而没有特殊的针对性，所以又称非特异性免疫。

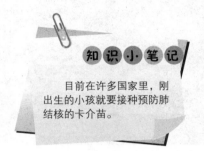

知识·小·笔记

目前在许多国家里，刚出生的小孩就要接种预防肺结核的卡介苗。

后天免疫

后天免疫又称特异性免疫或获得性免疫，是指人出生以后，在生活中与病原微生物及抗原物质接触后产生的免疫防御功能。其特点是在感染或接种疫苗后产生，但只能对该病原起作用，如果再次接触相同微生物，免疫力就会增加。

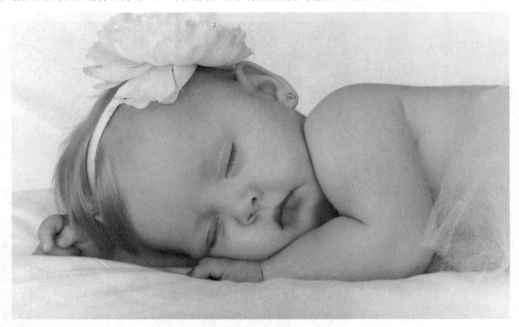

▲ 充足的睡眠可以提高人体的后天免疫力

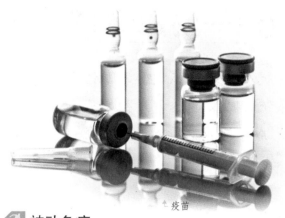

↑ 疫苗

疫苗接种

医生为你注射疫苗，预防疾病，就是疫苗接种或防疫注射。疫苗含有无害的死病菌或是由无害的死病菌中提炼的物质，能使身体产生天然的防御能力对抗病菌。注射后，身体仿佛受到病菌入侵一样，开始产生杀死病菌的抗体，日后如果遇上同类病菌，身体便能立刻消灭病菌，你就不会生病了。

被动免疫

被动免疫是指给机体输入由他人或动物产生的具有免疫效应的物质，如，丙种球蛋白、干扰素、胸腺肽等。其特点是效应快，不需经过潜伏期，一经输入立即可获得免疫力，但是维持时间很短。

打预防针

我们通常所说的打预防针就是人工主动免疫，主要用于预防、控制传染病的发生和流行。这种方法是将疫苗接种于人体，使机体产生免疫力的一种防治微生物感染的措施。例如，注射卡介苗、乙脑疫苗、狂犬病疫苗等。

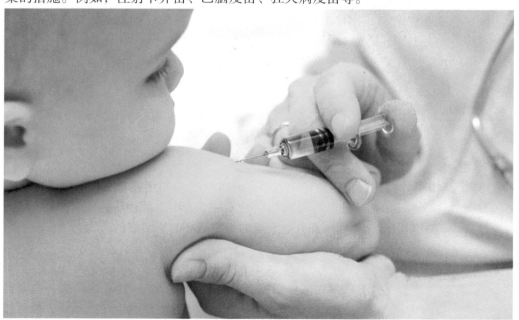

↑ 打预防针

废物处理场——泌尿系统

泌尿系统由肾、输尿管、膀胱及尿道组成，主要功能是排泄。它就像一个废水处理系统，把人体代谢产生的废物和多余的水分由血液送到肾，在肾里形成尿液，然后经输尿管、膀胱、尿道排出体外。

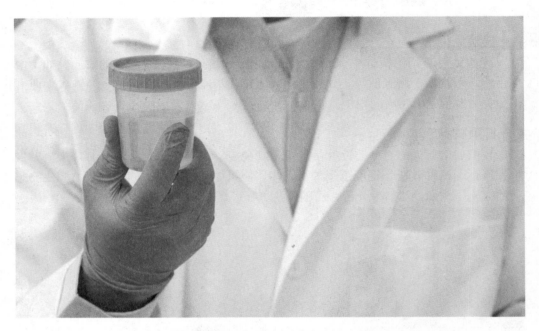

检查病人的尿液是医生诊断疾病的一种方法

排泄

排泄是指机体代谢过程中所产生的各种不为机体所利用或者有害的物质向体外输送的生理过程。被排出的物质一部分是营养物质的代谢产物，另一部分是衰老的细胞破坏时所形成的产物。

知识小笔记

汗也是人体排泄的液体，它是一种盐水液，含有体内代谢的废物。

排出有害物质

在我们身体细胞活动的时候，会产生一些有害的物质，比如尿素，这些尿素会溶入水中，最后被排出体外，其中我们最熟悉的就是尿和汗水了。

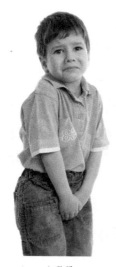

憋尿

人体的排泄途径

我们的身体有好几种排泄途径：由呼吸器官排出，主要是二氧化碳和一定量的水，水以水蒸气形式随呼出气排出；由皮肤排泄，主要是以汗的形式由汗腺分泌排出体外，其中除水外，还含有氯化钠和尿素等；以尿的形式由肾脏排出。

膀胱

成人的膀胱容量 300~500 毫升，当膀胱贮存尿液达一定量时（400~500 毫升）便产生尿意，大脑接到这一信息，便会发出指令，让膀胱肌肉收缩，把尿经尿道排出体外。由于小儿的大脑还没有发育完善，所以会出现尿床现象。

出汗

当天热的时候，我们就会出汗，实际上即使在寒冷的冬天，我们也会出汗，因为汗水可以带走许多身体废物，比如盐分和尿素等，这是对身体有益的排泄。

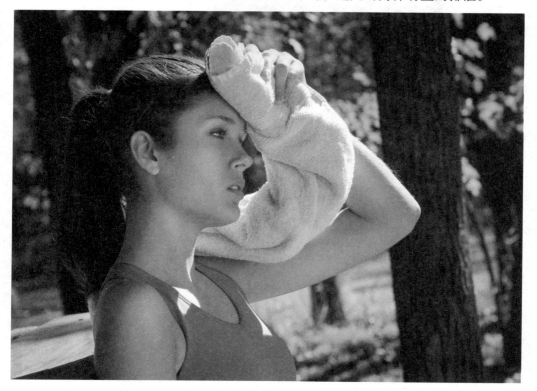

出汗也是人体排泄的一种方式

过滤器——肾脏

肾脏是人体重要的排泄器官,它位于我们身体腰后部的脊柱两侧,左右各一个,大小如拳头,形状很像蚕豆,由100万个小过滤器构成。肾脏好比过滤器,它们从血液中将有毒物质过滤出来,然后排放到尿里。

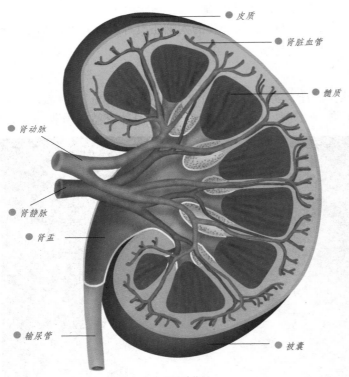

- 皮质
- 肾脏血管
- 髓质
- 肾动脉
- 肾静脉
- 肾盂
- 输尿管
- 被囊

▲ 肾脏结构图

肾脏功能

肾脏的主要功能是通过生成尿液,维持水、电解质平衡;通过排泄尿液,排泄体内的废物、毒物和药物,以及人体新陈代谢过程中所产生的一些酸性物质;分泌许多活性物质,具有内分泌功能。

肾脏结构

肾脏可分为3部分:皮质、髓质和肾盂。每个肾脏约由100多万个肾单位组成,而肾单位由肾小体和肾小管组成,肾小体包括肾小球、肾小囊。

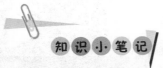

知识小笔记

在古埃及的木乃伊体内,人们就曾发现过肾结石。

肾结石

如果没有充足的液体从肾里通过,肾所产生的尿就会太浓,尿中的固体成分就会凝结成"肾结石"。如果这些结石长得比豆子还大,它们就会堵塞输尿管,给健康的身体带来威胁。

贮存尿液——膀胱

膀胱是一个暂时贮存尿液的地方，它的贮存量因人而异，有多有少。尿液经肾脏过滤后经输尿管进入膀胱，膀胱壁柔软而有弹性，当膀胱内装满尿液时，膀胱壁就会扩张。小便时，膀胱壁收缩，将尿液排出体外。

尿的成分

尿的成分主要是水，其中含有一些人体不需要的废弃物。尿素就是废弃物中含量较多的物质，此外还有含钾、钠等元素的物质。

膀胱的变化

人在两岁左右的时候，排尿是一种反射活动，当膀胱胀满时，尿就会自动排出。随着年龄的增长，人能够控制膀胱，但有些人到了老年，膀胱又会失去控制。

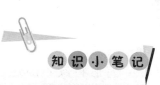

知识·小·笔记

当膀胱胀满时，能装大约两桶饮料那么多的液体，这时就要尽快去厕所。

闸门控制器

在膀胱与尿道的连接处有一束肌肉，叫尿道内括约肌。尿道内括约肌就像闸门的控制器一样，当不需要排尿的时候，它们就紧缩起来，使尿液不会流出来。当尿道内括约肌放松时，尿即从尿道排出。

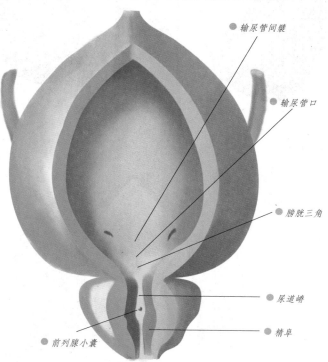

● 输尿管间襞

● 输尿管口

● 膀胱三角

● 尿道嵴

● 精阜

● 前列腺小囊

膀胱及男性尿道前列腺（前观）

输送尿液的管道——输尿管

尿 液在肾里形成后，要经过输尿管、膀胱和尿道排出体外。输尿管是把尿输入膀胱的管道；尿道是从膀胱通向体外的管道，输尿管和尿道是泌尿系统重要的排泄器官。

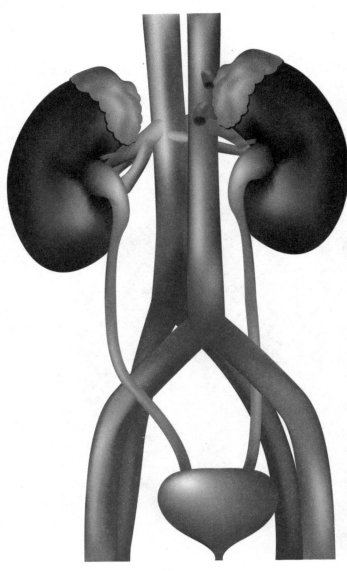

尿道

尿道的主要作用是将尿排出体外。男性尿道和女性尿道有一定差异。男性尿道细长，长约 18 厘米，女性尿道粗而短，长约 5 厘米。

输尿管的主要功能是将肾脏所排泄的尿液排入膀胱，它位于腹膜外位，左右各一个。

排尿

肾脏持续不断地产生尿，我们不用时刻去上厕所，这是因为两边的肾各有一个输尿管，尿先进入这里，再到膀胱。当膀胱充满了尿时，膀胱壁就会收缩，将尿排入另一个管道——通过尿道，然后从这里排出体外。

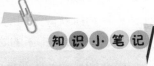

知识小笔记

输尿管可分为三部分：输尿管腹部、输尿管盆部、输尿管壁内部。

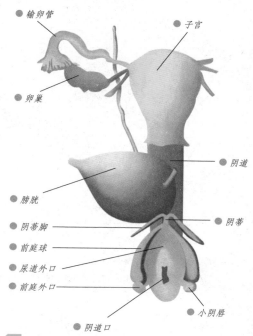

- 输卵管
- 子宫
- 卵巢
- 阴道
- 膀胱
- 阴蒂
- 阴蒂脚
- 前庭球
- 尿道外口
- 前庭外口
- 小阴唇
- 阴道口

◁ 女性尿道结构图

输尿管

输尿管的主要功能是将肾脏所排泄的尿液排入膀胱，它位于腹膜外位，左右各一个，长 20~30 厘米，管径 0.5~1.0 厘米，最窄处口径只有 0.2~0.3 厘米。

注意卫生

女性尿道与肛门相距较近，所以容易引起尿路感染，严重的可导致急慢性肾炎，因此要特别注意卫生。还有，怀孕时之所以出现小便次数增多，这是因为增大的子宫压迫了膀胱。

尿的成分

尿液中大约 96% 都是水，其余是固体物，主要是尿素、尿酸和氨等，其中尿素要占一半。尿素也可以以汗的形式排出。如果被化验出尿中有较多的糖和蛋白质，说明已经患病。

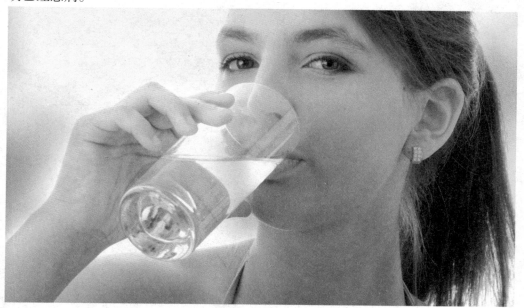

一般来说，一个人每天摄入的水和排泄的水相当，这样才能保证人体正常工作。

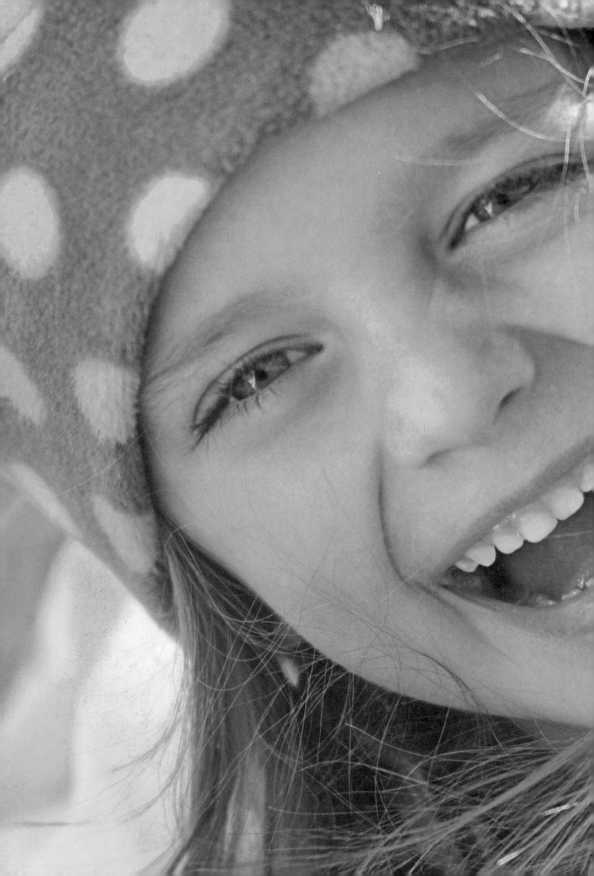

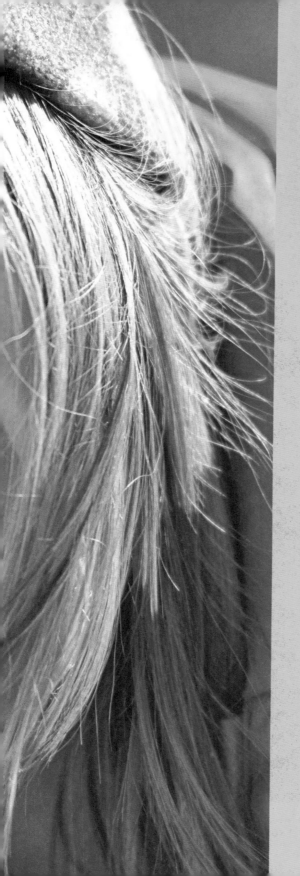

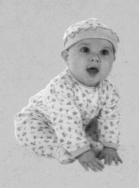

解读生命的密码

生殖是父母双方的基因物质合成新生命的过程，这是一个复杂而神奇的过程。在这个过程中，父母的基因通过遗传与变异得以延续和发展。事实上，当地球生命开始出现的时候，基因的传递便开始了，而且还要永远传递下去。

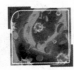

继承和发展——遗传与变异

俗话说"种瓜得瓜,种豆得豆"。上一代的性状会传给下一代,子女的长相总是很像自己的父母,他们的性格、爱好,甚至动作、习惯等也都会很像父母,但是子女总会与父母有些不像的地方,这就是遗传变异现象。

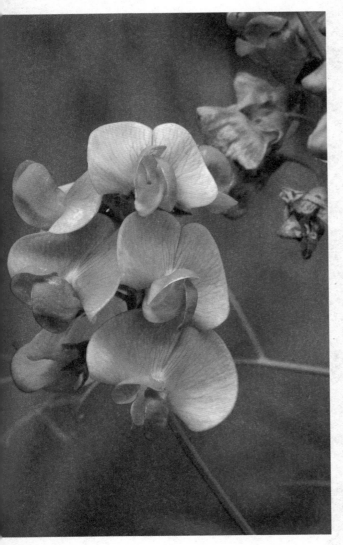

发现的故事

19世纪60年代,有一个叫孟德尔的奥地利人发现了遗传规律。他用豌豆做试验,花费了8年的时间,终于揭开了生物一代与一代之间相似的奥秘,这就是孟德尔遗传学定律。

遗传与染色体

人体细胞的细胞核内存在着数目恒定的染色体,当卵子和精子结合成新的生命源——受精卵时,就会有一半的染色体来自父亲,一半来自母亲,所以就有了子女像父母的遗传现象。

孟德尔用豌豆进行了长达8年的试验,这是极需要有耐心与严谨工作态度的一项试验。

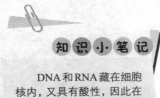

知 识 小 笔 记

DNA和RNA藏在细胞核内,又具有酸性,因此在刚刚被发现的时候就被称为核酸。

遗传奥秘

人类胚胎发育过程是一个遗传信息程序执行过程。当受精卵形成时，它会携带着人类的遗传基因——DNA，按照遗传的秘密指令，依时间顺序和构成方式，逐步完成胎儿的发育。

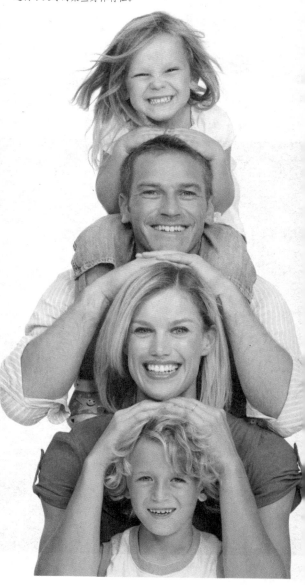

▼ 右图为一家三口。如果仔细观察，你就会发现，孩子遗传了父母的某些身体特征。

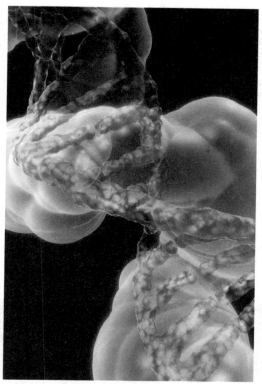

▲ 基因是生命体最根本的信息载体，它们可以忠实地复制自己，产生相同或类似的基因。有时候基因也会发生突变，而突变的基因就会引起变异特征。

遗传的基本单位

为什么会有神奇的遗传现象？这是因为染色体携带有基因。什么是基因？基因就是携带有遗传效应的 DNA 序列，是控制生物性状的基本遗传单位。不同的基因可以决定生物体的不同性状。

DNA 的发现

1896 年，瑞士化学家米歇尔发现核酸。1909 年，美国生物学家又发现核酸中的碳水化合物有两种，一种叫脱氧核糖核酸，英文缩写为 DNA；另一种是核糖核酸，英文缩写为 RNA，它们携带有不同类型细胞的全部信息。

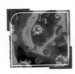

遗传信息的载体——染色体

在人体细胞核内,脱氧核糖核酸(DNA)以化学方式和蛋白质结合在一起,组成 23 对形态各异、分离的细微单位,这就是染色体。染色体包含了基因的各种结构,所以染色体是基因的载体,也就是遗传信息的载体。

发现的故事

染色体是存在于细胞核里的细丝状物质。1879 年,德国生物学家弗莱明发现,如果采用一种碱性染料浸泡细胞,细胞核里有一些可以染上色的颗粒。1888 年,另外一个德国生物学家瓦尔德把这种颗粒命名为"染色体"。

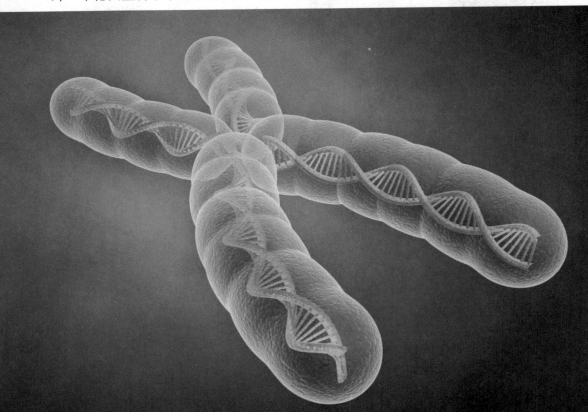

X 染色体

染色体

染色体只有在细胞分裂时，通过某种特定的染色法，才能使它显形，所以被称为染色体。染色体维持生命活动的持续和繁衍，可以说生物的世界，就是染色体变化的结果。

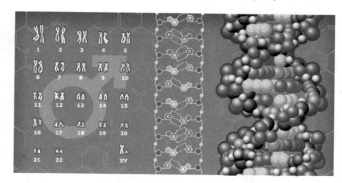

↑ 染色体具有一定的形态和结构

性别是由谁决定

人的性别取决于受精的瞬间，是由父亲精子内的性染色体决定的。母亲只能给出一条 X 性染色体，如果父亲给出一条 X 染色体，那么孩子就是女孩；如果父亲给出一条 Y 染色体，那么孩子就是男孩。

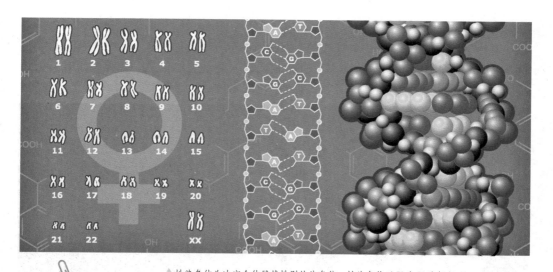

↑ 性染色体为决定个体雌雄性别的染色体，性染色体以 X 和 Y 为标示。

知·识·小·笔·记

20 世纪 50 年代，华裔学者庄有兴及其导师列文经过反复实验，确定了人体内染色体的数目。——正常人的体细胞染色体数目为 23 对，其中 22 对是常染色体，1 对是性染色体。

染色体数目

人类细胞共有 23 对染色体。我们从生母遗传每对染色体中的一条，而从生父遗传每对染色体中的另一条。前 22 对染色体称为"常染色体"，最后 1 对染色体称为"性染色体"。女性有 2 条 X 性染色体，男性有一条 X 性染色体和一条 Y 性染色体。

遗传信息——基因

指导我们身体应如何成长的最基本信息，可以凭借一种化学物质由父母传给子女，我们称它为基因。基因是一种比染色体小许多倍的微小的物质，即使在光学显微镜下也不可能看到。基因通过指导蛋白质的合成来表达自己所携带的遗传信息。

遗传密码

人的遗传性状由密码来传递。人体有 2 万~2.5 万个基因，而每个基因是由密码来决定的。人体的基因中既有相同的部分，又有不同的部分。不同的部分决定人与人的区别，即人的多样性。人体的 DNA 共有 10 亿个遗传密码，排列组成约 2.5 万个基因。

DNA 与基因

基因会串连起来形成一个长长的、螺旋形的分子，我们称其为脱氧核糖核酸，也就是 DNA。细胞应该如何行动以及应该制造哪一类细胞的信息，总是从 DNA 上的基因发出。所以每一个细胞都必须要拥有 DNA 和基因，才能够存活。

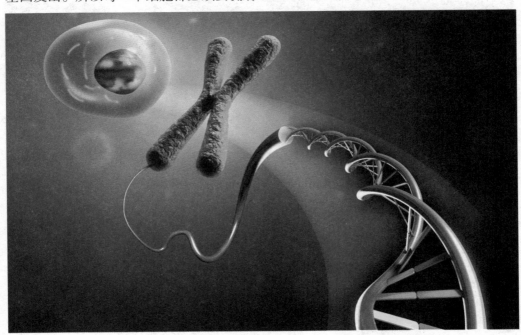

基因虽然十分稳定，能在细胞分裂时精确地复制自己，但这种稳定性是相对的。

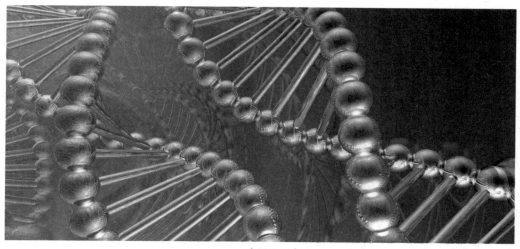

▲ DNA 示意图

DNA 分子结构

DNA 是一个高分子有机化合物，它的基本单位是脱氧核苷酸。脱氧核苷酸由三部分组成：含氮碱基、脱氧核糖、磷酸。单个的核苷酸连成一条链，两条核苷酸链按一定的顺序排列，然后再扭成麻花样，就构成 DNA 的分子结构，也就是双螺旋结构。

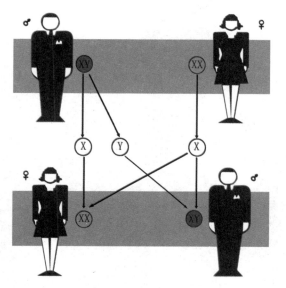

基因突变

基因是生命体最根本的信息载体，它决定了一个生命体甚至一个物种的发展方向。它们可以忠实地复制自己，产生相同或类似的基因。有时候基因也会发生突变，而突变的基因就会引起变异特征。

◀ 人类和哺乳动物的性染色体用 X 和 Y 表示。

白化病

在生活中我们会看到很多动物拥有与众不同的白色外表，这是一种叫做白化病的基因疾病，白化病是一种遗传病或由于不同基因的突变，导致黑色素代谢产生障碍，因而使皮肤、眼睛、毛发等的色素缺乏。

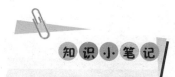

知识小笔记

DNA 并非全部都具有遗传效应，DNA 上有遗传效应的片段叫基因。每个染色体含有 1 个 DNA 分子，每个 DNA 分子有很多基因。

生命的延续——生殖

生殖是产生新生命的复杂过程，是生物界普遍存在的一种生命现象。人和动植物一样，作为自然界的生命体，延续是自然的需要，也是人类生活的需要。人类的繁衍是由成年男性和成年女性共同完成的。

生殖系统

生殖系统是生命的延续，它是产生生殖细胞、繁殖后代、分泌性激素等器官的总称。构成人体生殖系统的是生殖器，它包括内生殖器和外生殖器。

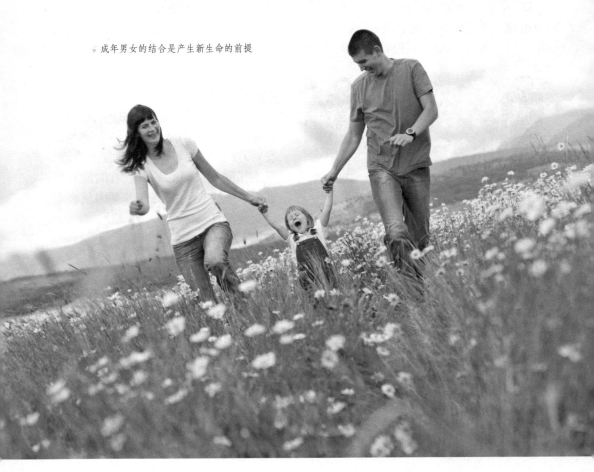

成年男女的结合是产生新生命的前提

男性生殖器

男性内生殖器包括睾丸、附睾、精囊、输精管、射精管、前列腺和阴茎等。睾丸是男性生殖腺，左右各一，呈卵圆形，位于阴囊内，是产生精子的器官，也是产生雄性激素的主要内分泌腺。

知识·小·笔记

精子的产生与成熟无周期性，而女性排卵是有周期性的，每隔 28 天左右，一般只能成熟并排出一个卵子。

女性生殖器

女性的生殖器官由卵巢、子宫、输卵管和阴道等部分组成。卵巢呈卵圆形，左右各一，位于盆腔内子宫的两侧，为扁椭圆形结构。它的功能是产生成熟的卵子和分泌女性激素。

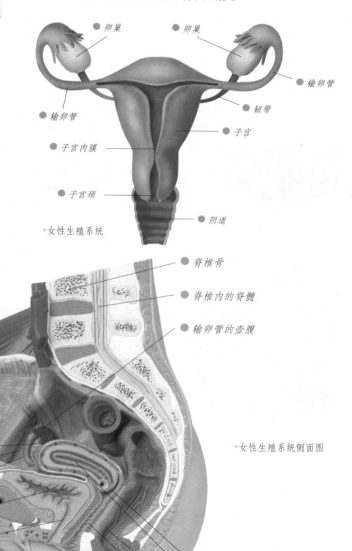

► 女性生殖系统

▶ 女性生殖系统侧面图

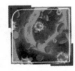

身体信号——疾病与健康

我们的身体像一台复杂的机器，通畅运行正常，说明身体健康。但有时候，人体的某一个部位出了故障，如感冒、发烧或者肚子痛，说明身体有了疾病，我们应该及时就医，使身体尽快恢复健康。

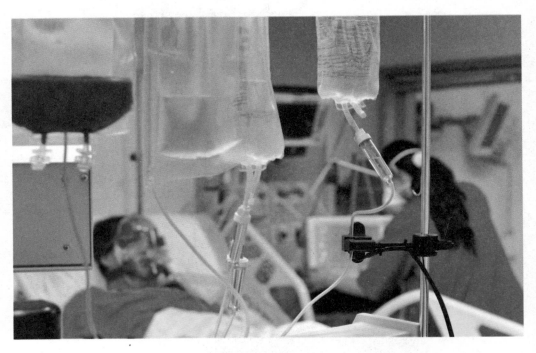

人会得病除了自身免疫系统出现问题外，还有外界因素的影响，比如受到病菌的攻击。

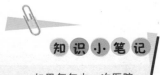

知识小笔记

如果每年去一次医院，对身体进行一次全面的检查，就可以很清楚地知道自己身体存在的问题，并且可以得到及时治疗。

疾病

疾病是生理上出现了异常，它是与健康相对应的。疾病有许多种类型，如不及时治疗会给人带来致命的伤害。常见的危害严重的病有高血压、冠心病、脑血管病、癌症、糖尿病等。

疾病的种类

为了便于辨别和更好的治疗，人们将疾病分门别类：如传染病、癌症、遗传性疾病、心血管病、过敏反应以及中毒等。其中，传染病的发病率最高。

疼痛与发热

疼痛与发热是身体产生疾病最典型的症状。疼痛来自肉体和精神两个方面，无论是肉体还是精神的痛苦，都给了我们一个信号，说明我们的身体或精神正在受到疾病的侵袭。发热是人体的温度异常升高，说明人的肌体在受到细菌的侵袭。

医疗

身体的异常是因为病变造成的，它能使某个系统发生紊乱，这样就要及早治疗。医疗是控制病变的有效途径，它能使身体重新恢复健康，但并不是所有的疾病都能治疗。

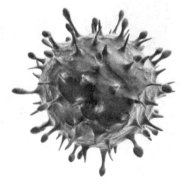

▲ H1N1 流感病毒

▼ 血液中的病毒

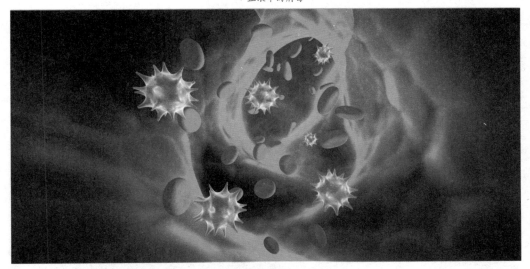

急救

急救是当有任何意外或急病发生时，施救者在医护人员到达前，按医学护理的原则，利用现场适用物资临时及适当地为伤病者进行的初步救援及护理，然后迅速送往医院。

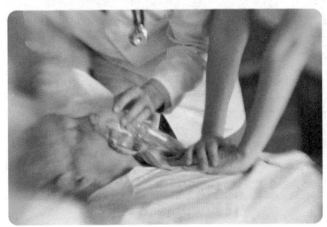

◄ 施救者在对患者进行心外按摩

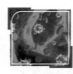

生命奇迹——器官移植

今天，如果人体的某个器官运行不正常或者受到了损伤，就可以通过手术，由医生进行更换，即移植。器官移植的目的是用健康的器官替代损坏的或功能丧失的器官，可分活体器官捐赠和死者器官捐赠两种。

器官捐赠

器官捐赠指人把身体的部分或所有器官捐赠给医院和给有需要移植器官的病人，或捐赠给学术或医学机构做研究用途。

第一例心脏移植手术

1968 年，南非的外科医生巴纳德将一名 25 岁的女子的心脏移植给了一位 55 岁的男病人，术后，这位男病人活了 18 天。1982 年，世界上首例成功的人造心脏移植手术，由一位美国医生完成。

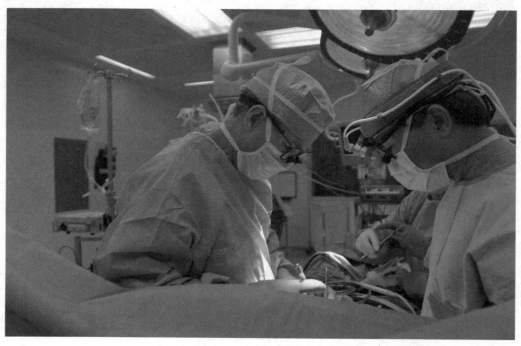

科学家们幻想，将来医生可以像进行人体器官移植手术那样，轻松自如地进行头颅移植手术。

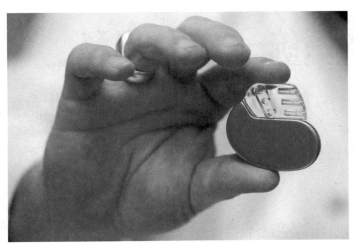

第一例肝心肾移植

1989 年，世界首例肝心肾移植成功。美国匹兹堡大学的一位器官移植专家，经过 21 个半小时的努力，成功地为一名患者进行了世界首例心脏、肝脏和肾脏多器官同时移植手术。

◀ 在我们身体中有很多可以移植的器官，比如骨髓移植，就是治疗白血病的最好方法。

肾脏银行

据说，美国有一家很有名气的肾脏银行，专门为需要替换肾脏的病人提供健康的肾脏。换肾的病人必须及早办理预约手续，因为一旦有人因意外事故死亡，这所银行就会把死亡捐赠者体内有生命活力的健康肾脏迅速送往医院，以供移植。

人工器官

人工器官是用人工材料制成，能部分或全部代替人体自然器官功能的机械装置。目前，不少人工制造的器官已经成功地用于临床，较为著名的人工制造器官包括人工肾、人工心肺、人工喉等，这些人工器官修复了病人病损器官功能，挽救了病人的生命。

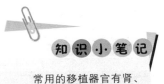

知识小笔记

常用的移植器官有肾、心、肝、胰腺与胰岛、甲状旁腺、心肺、骨髓、角膜等。

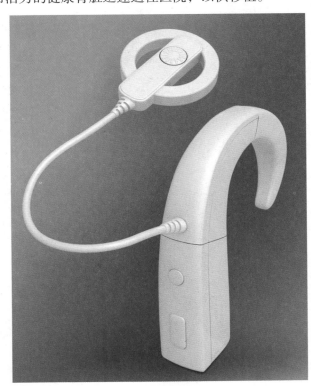

▲ 人工耳蜗

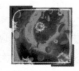

有序的系统——人体奥秘

人 是一个复杂的生命体,各部分都有自己的功能,它们通过各种系统的相互关联,在一起协调地进行生命运动。从表面上看,人体结构很简单,实际上里面包含了许多复杂的程序,这是自然的奥秘,也是生命世界里人体的奥秘。

人的对称性

人体是对称的,不对称的只是一些细微的差别,一般都是正常现象。左、右两侧的差别,有的明显,有的不明显。比如,人的大脑两半球功能是不对称的,它们各自都有不相同的功能。

平衡感

人体的身体总是处于相对的平衡,失去了平衡感,就会给我们带来困扰。当头部活动时,耳朵里的半规管内的液体就会晃动,从而触到感觉细胞,然后告诉给大脑。

我们的身体由不同的部分组成,它们必须互相协调一致,才能完成一项任务。比如我们跳舞的时候,从外表看,两只脚、两条腿、身躯、两只手都要运动,而在身体内部,大脑通过神经系统指挥着这些运动。

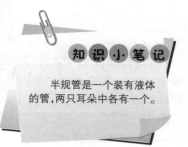

知识小笔记

半规管是一个装有液体的管,两只耳朵中各有一个。

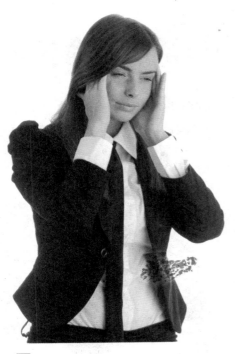

旋转产生晕眩

你发现没有？如果你不停地旋转，然后停止，就会感觉到晕眩。这是为什么呢？原来当你站立时，半规管的液体还在继续旋转，所以大脑由于耳朵与肌肉的感觉信息产生了差异，才使你感觉到晕。

◄ 头晕

人体生物磁场

人体自身可以产生生物磁场。通过现代科技手段，可以清楚地看到人体表面有大量不同程序的粒子流向外辐射，这就是人体可以每时每刻自动往外发射信息的生物磁场。

心灵感应

有一种观点认为，双胞胎之间存在某种感应，这种感应包括心灵感应、转移疼痛以及感知对方身在何处。但事实上，并不是所有的双胞胎都有心灵感应。如果是异卵双胞，基本上没有心灵感应。但如果是同卵双胞，有40%都会出现心灵感应。

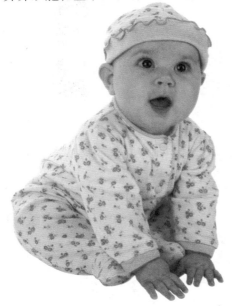
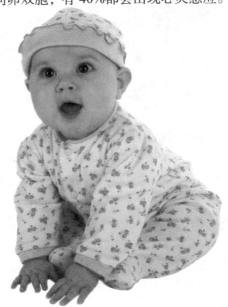

↑ 一对可爱的双胞胎

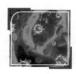

巨大的潜力——神奇的生命技术

科学家们设想，未来的人类将会攻克种种疾病，甚至任意延长人的寿命也将成为可能。而这些都是生命技术未来的美好前景，要实现它们，有待生命技术的进一步发展。

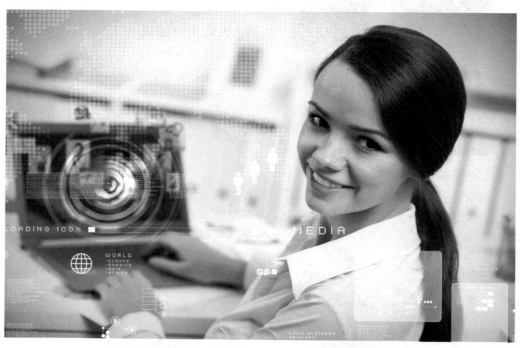

在未来，计算机技术与生物技术的结合会是生命技术的一大亮点。

越来越聪明

由于未来脑力劳动会大大超过体力劳动，可以肯定地说，人的大脑容积还要比现在增大，大脑皮质的沟回还会比现在增多，人类会越来越聪明。

消失的疾病

随着未来医学的发展，人类攻克了癌症、心血管疾病、精神病和各种遗传病，人类已查明了人体基因的准确排列，对遗传所造成的先天疾病能够通过基因重组的办法，攻克现在困扰我们的很多遗传疾病。

知识小笔记

遗传工程的重大发展，可以使未来的人类在怀孕几周内就能查出胎儿遗传因子有没有变异。

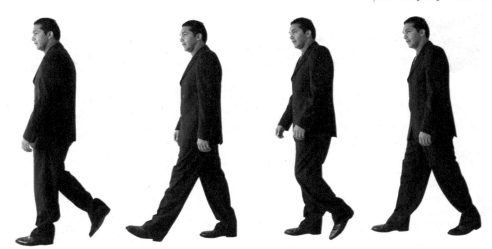

克隆人早已在很多电影中出现。

克隆人

由于基因工程的发展，科幻小说中的"克隆人"也许已经不是梦想，而是呼之欲出的现实。所谓克隆人，就是用人类的一个细胞复制出与提供细胞者一模一样的人。

不可缺少的体力活动

由于体力劳动被智力劳动所代替，人体的骨骼是否像现在这样魁梧，将由人类控制生长激素的办法来控制。不仅如此，人的体型的高矮、胖瘦都能被控制，人类会按照自己的愿望塑造自己的体型，使之更加适应工作和生活。

移植智慧

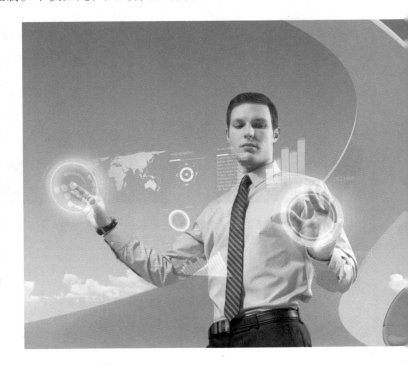

未来人体所有的器官都能人造或移植，将不会有残疾人。随着对人类记忆的真正奥秘的揭示，帮助人们记忆的药品将会出现，甚至将世界上杰出人物的智慧移植到另一些人脑中的情况也会出现，那时的学习可能会轻松一些。

"大脑门"系统的模拟图

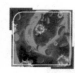

真情的流露——人的情感

如果你看到父母送给你喜欢的玩具,你就会觉得高兴;如果你因为一些事情而感到悲伤,就会哭泣流泪,这些都是我们的情感。简单地说,情感就是我们的大脑对外界刺激的不同反应。

嘲笑

每当看到别人犯一些不应该犯的错误的时候,我们就想笑,一些生物学家认为在语言没有产生的时候,我们的祖先通过笑来提醒同伴不要犯错误,而今天,它变成了嘲笑。

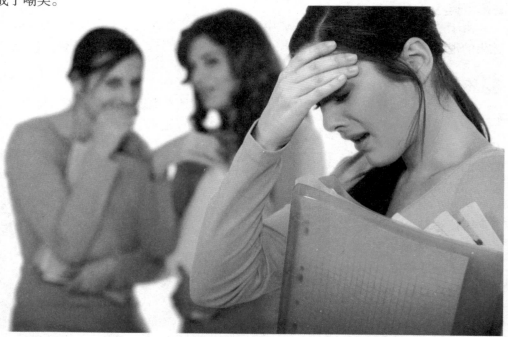

哭泣是表示悲伤的最常见的表情了,在悲伤的时候,我们身体里产生一些物质,这些物质刺激眼睛旁边的泪腺,促使眼泪流出眼眶。

兴奋

当你听到自己想去公园或者动物园的提议被爸爸妈妈同意的时候,是不是觉得非常高兴呢?

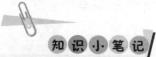

知 识 小 笔 记

有一种氮氧化合物气体可以刺激大脑,使我们不由自主地发笑,于是它就被叫做笑气。

笑容

令人愉快的兴奋会引起笑容，知道自己的笑容是什么样子吗？在脸部肌肉的拉伸下，你的眉毛会变弯，眼睛会眯起来，嘴角会被向上拉。

悲伤

悲伤也是兴奋的一种，它是我们大脑对一些难以接受的刺激的反应，从信息传递上来说，它并没有什么不一样，但是大脑却能给出完全不同的表现。

感受到外界愉悦的信息时，我们会感到高兴，兴奋地笑出来。

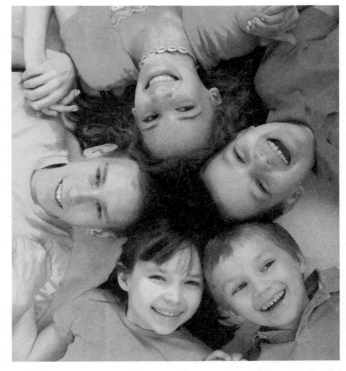

恐惧

当我们受到惊吓而感到恐惧的时候，我们身体里的肾上腺激素就会增加，心跳也加速，为可能到来的危险做出准备，这也是一种很原始的情绪了。

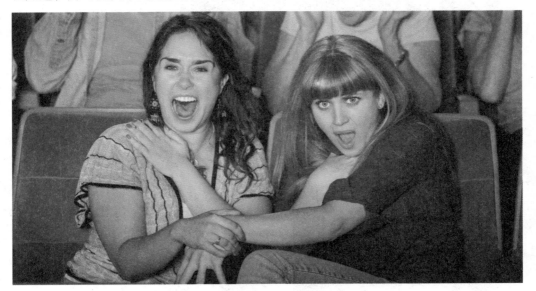

当受到惊吓时，人们不由自主的会选择逃避。

生命的旋律——音乐与健康

经常听优美悦耳的音乐，能帮助人驱散疲劳，促进消化活动，影响心血管系统，使血脉畅通，加速排除体内废物。科学家们还发现，欣赏音乐能够提高两个大脑半球处理信息的能力，同时还使兴奋与抑制趋于平衡协调，因此，多听音乐有益健康。

古人的阐释

音乐与健康的关系，我国古代早有记载。《黄帝内经》论述了五音与人之五脏七情间的对应关系，阐述了五音在调节情绪、治疗脏腑疾病中的功用，创建了"五音、五声医疗之法"与"琴箫养生之道"。

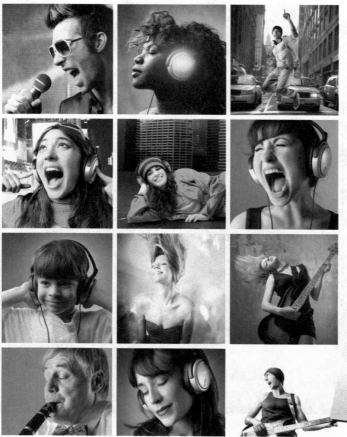

音乐治疗

音乐不仅能使人精神松弛，还能治疗神经衰弱、失眠等病症，目前已广泛应用于临床。但必须要注意的是，听音乐时不要将音量开得太大，高分贝的音量是噪声，反而对健康有害。

音乐能带给人们不同的感受。

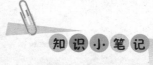

知识小笔记

美国科学家也发现，让1～7岁的小孩听莫扎特与贝多芬的音乐，他们的大脑将会开发得更快，使他们更聪明。

音乐治疗

　　音乐不仅能使人精神松弛，还能治疗神经衰弱、失眠等病症，目前已广泛应用于临床。但必须要注意的是，听音乐时不要将音量开得太大，高分贝的音量是噪声，反而对健康有害。

▶音乐可以舒缓我们的情绪，令心情平静下来。

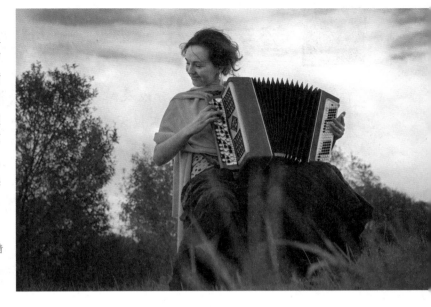

音乐的奥秘

　　音乐是一种声波，当其频率、节奏、强度等与人体内部的振动频率、生理节奏相一致时，便会发生同步的和谐共振，产生一种类似细胞按摩的作用，从而起对人体到镇静、镇痛、降压等效果。

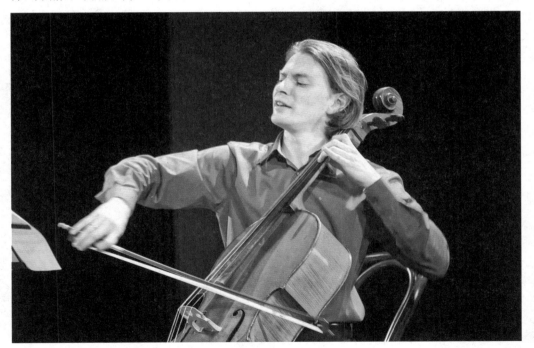

沉浸在音乐中的人

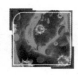

营养人生——水果与健康

水果可以补充人体的水分以及维生素,而且能够帮助消化。很多人之所以都爱吃水果,不仅因为它味美,更重要的是因为它富含人体需要的各种营养物质,对健康有益。

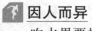
因人而异

吃水果要根据个人的身体状况,因人而异。比如说,吃香蕉能止咳、润肠、降压;吃苹果对于心血管患者有益,而且有止泻作用;柑橘镇咳、健胃。

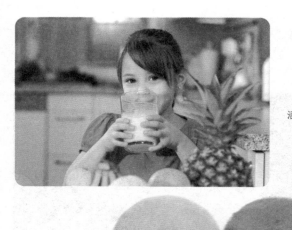

水果在人们日常生活中有重要的作用。

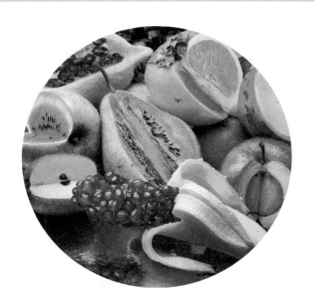

"苹果日"

据说，美国曾有一本杂志列出了对人体健康最有利的十种水果，结果苹果位列第一。许多美国人因此决定每周节食一天，这一天只吃苹果，并将这一天称为"苹果日"。

◀ 新鲜的水果

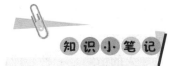

知 识 小 笔 记

有"水果皇后"的美誉葡萄果肉里包含新陈代谢不可或缺的水溶性维生素 B 群和丰富的糖分。

不是越多越好

不同的身体状况，应该选择不同的水果。如果是为了调养身体吃水果的话，并不是吃得越多越好。比如梨，它是凉性水果，如果吃了觉得胃不舒服，就要少吃。

▼ 水果不但含有丰富的营养，而且能够帮助消化。

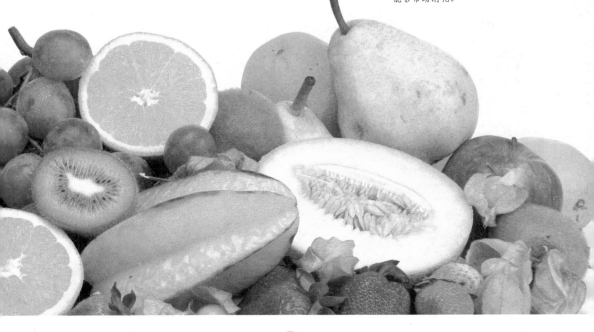

健康良方——乐观的情绪

人 常说,笑一笑,十年少。说的是情绪对健康的重要性。因为人在笑的时候心情开朗,生理活动也处于较好的状态。情绪消极低落或过于紧张的人,往往容易患各种疾病。因此只有保持乐观的情绪,才有利于身体健康。

情绪

人的情绪是一种心理现象。高兴、愉快、欢乐、喜悦、轻松、欣慰、悲伤、害怕、恐惧、不安、紧张、苦恼、忧郁等都属于情绪活动。情绪分为积极情绪和消极情绪两大类。积极情绪对健康有益,消极情绪会影响身心健康。

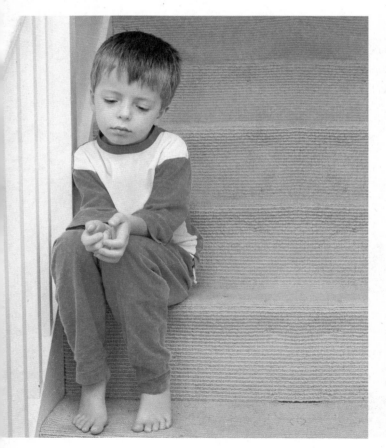

▷ 忧郁的男孩

情绪影响消化

当人的情绪变化时,往往伴随着生理变化。例如,人在恐怖时,会出现瞳孔变大、出汗、脸色发白等一系列变化。过度的消极情绪,长期不愉快、恐惧、失望,会抑制胃肠运动,从而影响消化机能。

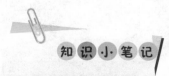

知识小笔记

负责情绪控制的中枢在丘脑,丘脑把信号传递到大脑皮层后,人就能意识到自己的情绪。

笑和健康

当你因为一个笑话而大笑一阵后，会使平时压抑的情感得到宣泄，觉得很舒服。不仅如此，当你大笑时，呼气的力量和深度加大，有利于排除浊气，增强呼吸肌的力量；同时胃壁张力增加，消化液分泌增多，有助于消化。

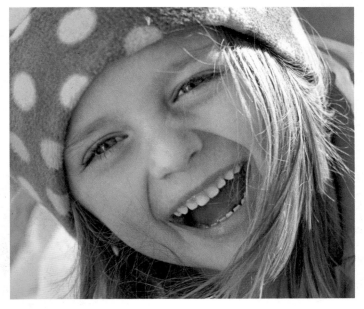

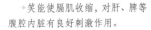
笑能使膈肌收缩，对肝、脾等腹腔内脏有良好刺激作用。

打针时大哭

不少孩子在打针时会恐惧而放声大哭，科学家在分析他们的眼泪时发现，里面含有一种导致痛苦的化学物质，当小孩哭的时候把它排泄出来，可能会减轻一些打针的痛苦。

哭有益健康

科学家最近发现，经常忍住泪水而不哭的人，容易引起哮喘、胃溃疡和心血管疾病。原来，流泪能使体内的有害物质随泪水排到体外，防止聚集成病，而且还有助于消除心灵的创伤，排忧解愁。

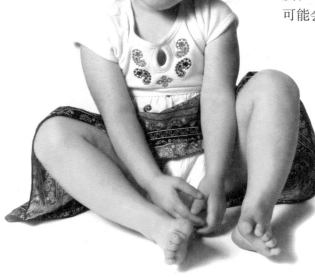

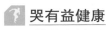
小孩哭的时候经常眼泪带着鼻水一起流

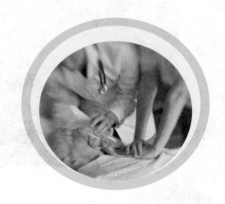

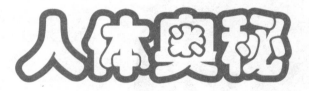

解读生命的

人体奥秘